WHO

关于卫生健康实验室和其他检测机构开展

国家室间质量评价手册

世界卫生组织◎著
国家食品安全风险评估中心◎译
刘　卿　骆鹏杰　王紫菲　陈　霞◎主译

WHO MANUAL FOR ORGANIZING A NATIONAL EXTERNAL
QUALITY ASSESSMENT PROGRAMME FOR HEALTH
LABORATORIES AND OTHER TESTING SITES

U0353205

中国质量标准出版传媒有限公司
中国标准出版社
北京

图书在版编目（CIP）数据

WHO 关于卫生健康实验室和其他检测机构开展国家室间质量评价手册. 2016 年 / 国家食品安全风险评估中心译 . —北京：中国质量标准出版传媒有限公司，2023.12
ISBN 978-7-5026-5247-0

Ⅰ. ① W… Ⅱ. ①国… Ⅲ. ①检验室—质量管理—评价—手册 Ⅳ. ① R197.38-62

中国国家版本馆 CIP 数据核字（2023）第 211061 号

本书英文版由世界卫生组织（World Health Organization）于 2016 年出版，书名为 WHO manual for organizing a national external quality assessment programme for health laboratories and other testing sites
© 世界卫生组织 2016
世界卫生组织已将中文版翻译权和出版权授予国家食品安全风险评估中心，由其全权负责中文版的质量和对原文的忠实性。如果中文版和英文版之间有任何不一致，以英文版作为具有约束力的版本
《WHO 关于卫生健康实验室和其他检测机构开展国家室间质量评价手册》
© 国家食品安全风险评估中心 2023

中国质量标准出版传媒有限公司
中 国 标 准 出 版 社 出版发行
北京市朝阳区和平里西街甲 2 号（100029）
北京市西城区三里河北街 16 号（100045）
网址：www. spc. net. cn
总编室：（010）68533533 发行中心：（010）51780238
读者服务部：（010）68523946
中国标准出版社秦皇岛印刷厂印刷
各地新华书店经销
*
开本 880×1230 1/32 印张 2.875 字数 63 千字
2023 年 12 月第一版 2023 年 12 月第一次印刷
*
定价：28.00 元

致 谢

特别感谢世界卫生组织英文原版的支持!

《WHO 关于卫生健康实验室和其他检测机构开展国家室间质量评价手册》是 1999 年出版的《WHO 卫生实验 EQA 计划的要求和指南》的 2016 年更新版本。http://apps.who.int/iris/bitstream/10665/66089/1/WHO_DIL_LAB_99.2.pdf

Willy Urassa 在 Michael Noble, Barbara De la Salle, David Bullock, Daniel Tholen, David Barnett, Sebastien Cognat, Sue Best, Mackenzie Hurlston, Mireille Kalou 和 Jane Carter 的技术支持下更新了本书。

2015 年 9 月 21 日～22 日在日内瓦举行的 WHO 技术工作组会议的与会者对最终草案进行了审查。与会者包括:Michael Noble, Barbara De la Salle, David Bullock, Daniel Tholen, Sue Best, Mackenzie Hurlston, Mireille Kalou, Jane Carter, Stuart Scott, Sibongile Zimuto, Coumba Toure, Karen Breckenridge, Jacqueline Hall, Chonticha Kittinunvorakoon, Denise Lawrie, Sean Padraig Mac Curtain, Karen Mcclure 和 Viktor Muchunguzi。

参与手册审查的 WHO 工作人员包括:Sebastien Cognat, Anita Sands, Robyn Meurant 和 Irena Prat。

缩略语

ACD	腺嘌呤－枸橼酸－葡萄糖
AIDS	获得性免疫缺陷综合征
ASLO	抗链球菌溶血素 O
CPD	枸橼酸－磷酸－葡萄糖
CPDA	枸橼酸－磷酸－葡萄糖－腺嘌呤
DBS	干血斑（标本）
DTS	干试管样本
EDTA	乙二胺四乙酸
EIA	酶免疫测定
ELISA	酶联免疫吸附试验
EN	欧洲标准
EQA	室间质量评价
FFPE	福尔马林固定石蜡包埋
HBsAg	乙型肝炎表面抗原
HIV	人类免疫缺陷病毒
IEC	国际电工委员会
INR	国际标准化比值
IUPAC	国际纯粹与应用化学联合会
ISO	国际标准化组织
IQC	符合 ISO 15189 的过程控制

MOH	卫生部
MRSA	耐甲氧西林金黄色葡萄球菌
NAT	核酸检测
nIQR	标准化四分位距
PBS	磷酸盐缓冲盐水
PT	能力验证
POC	床旁
QC	质量控制
RDT	快速诊断测试
R&D	研究与开发
SD	标准偏差
TPHA	梅毒螺旋体血凝试验
TPPA	梅毒螺旋体颗粒凝集试验
UK NEQAS	英国国家室间质量评价计划
VDRL	性病研究实验室试验
VIM	国际通用计量学基本术语
WHO	世界卫生组织

术语表

术语表中的定义来自 VIM[1]、ISO 词汇和符号指南[2]以及 IUPAC 分析术语纲要[3]。VIM 定义具有最高的权威性。

准确度（测量准确度）： 被测量的测值与其真值的一致程度（VIM 2.13：2008）。

指定值： 指对能力验证物品的特定性质赋予的值（ISO/IEC 17043：2010）。

校准品： 指用于校准的测定标准（VIM 5.12：2008）。

注："校准品"一词仅用于某些领域。

共识值： 从实验室间比对结果的收集中得出的值（ISO 13528：2015）。

协调者： 负责组织和管理能力验证计划运作中所有活动的组织或个人（ISO/IEC 17043：2010）。

不精密度（测量不精密度）： 一组重复测量值和/或用统计学定量表示的值的随机离散，如标准偏差或变异系数（存在随机误差、变异性或不一致）（ISO 3534-1：2006）。

注1：根据重复性和再现性进行定义。

注2："不精密度"和"精密度"这两个词经常不当互换。

实验室间比对： 按照预先规定的条件，由两个或多个实验室对相同或类似的测试样品进行检测的组织实施和评价。（ISO/IEC 17043：2010）。

检出限：给定测量程序的测量结果，其中，给定分析假阴性结果的概率为 B，给定分析假阳性结果的概率为 A（ISO 17025：2005）。

测量偏倚（偏倚）：系统测量误差的估计（VIM 2.18：2008）。

测量误差：测量值减去参照值（VIM 2.16：2008）。

测量精密度（精密度）：在规定条件下，所得到的独立检测结果之间的一致程度（VIM 2.15：2008）。

注 1：测量精密度通常用不精密程度以数字形式表示，如在规定测量条件下的标准偏差、方差或变差系数。

注 2："规定条件"可以是重复性测量条件、期间精密度测量条件或再现性测量条件（见 ISO 5725-5：1998/Cor 1：2005）。

注 3：测量精密度用于定义测量重复性、期间测量精密度或测量再现性。

注 4：术语"测量精密度"有时用于指"测量准确度"，这是错误的。

测量复现性：在复现性测量条件下的测量精密度（VIM 2.25：2008）。

注：相关统计术语见 ISO 5725-5：1998/Cor 1：2005。

测量不确定度（测量的不确定度、不确定度）：根据所用到的信息，表征赋予被测量的量值分散性的非负参数（VIM 2.26：2008）。

注 1：测量不确定度包括由系统效应引起的分量，如与校正和测量标准指定量值相关的分量，以及定义的不确定度。有时，不对估计的系统效应进行校正，而是纳入相关的测量不确定度分量。

注 2：例如，该参数可以是标准差，称为标准测量不确定度（或其特定倍数），或是具有规定包含因子概率的半宽区间。

注 3：测量不确定度通常包括多个分量。其中一些分量可以通过从一系列测量值的统计分布，采用 A 类不确定度评定进行评估，并且可以用标准差来表征。其他分量则采用 B 类不确定度评估，也可以通过经验或其他信息从概率密度函数进行评估，也可用标准差来表征。

注4：一般地，对于给定的信息集，应理解为测量不确定度与被测对象的指定量值相关。该值的修改会导致相关不确定度的修改。

参加者：接收能力验证物品并提交结果供能力验证提供者评审的实验室、组织或个人（ISO/IEC 17043：2010）。

能力验证：通过实验室间比对，根据预先制定的准则评价的能力参加者（ISO/IEC 17043：2010）。

注1：就本国际标准而言，术语"能力验证"是广义的，包括但不限于：

- 定量计划；
- 定性计划——鉴别能力验证物品的组成；
- 同步计划——向实验室提供等分试样或大型均质散装材料小样，并在规定的时间内同时进行检测和测量；
- 单次计划——为单个需求提供能力验证物品；
- 连续计划——按规定间隔向实验室提供能力验证物品；
- 取样——要求个人或组织采集样本进行后续分析；
- 数据转换和解释——向实验室提供数据集或其他信息，实验室处理信息以提供解释（或其他结论）。

注2：医疗领域某些能力验证提供者使用术语"室间质量评价"。

能力验证样品：用于能力验证的样品、产品、人工制品、标准物质、标准样品、设备部件、测量标准、数据组或其他信息（ISO/IEC 17043：2010）。

能力验证提供者：对能力验证计划建立和运作中的所有任务承担责任的组织（ISO/IEC 17043：2010）。

能力验证轮次：向参加者发放能力验证物品、评价和报告结果的单个完整流程（ISO/IEC 17043：2010）。

能力验证计划：在检测、测量、校准或检查的某个特定领域，设计并运作的一轮或多轮能力验证（ISO/IEC 17043：2010）。

质量管理体系：在一个组织的核心业务领域（即可能影响组织

满足顾客要求的能力的领域），策划和执行（生产 / 开发 / 服务）所需的一组方针、过程和程序（ISO 9001：2015）。

注 1：《质量管理体系—要求》（ISO 9001：2015）中所述的"质量管理体系"一词可适用于医学实验室的全部质量管理体系需求。《医学实验室—质量和能力的要求》（ISO 15189：2012）和《合格评定—能力验证的通用要求》（ISO/IEC 17043：2010）中描述了类似的原则。

注 2：控制、保证和管理验证服务质量并确保满足质量目标的一个系统。

标准样品：具有一种或多种规定特性足够均匀且稳定的材料，已被确定其符合测量过程的预期用途（ISO 13528：2015）。

测量的复现性条件：不同地点、不同操作者、不同测量系统，对同一或相类似被测对象重复测量的一组测量条件（VIM 2.24：2008）。

注 1：不同的测量系统可以使用不同的测量程序。

注 2：应尽可能给出变更和不变的条件及实际改变到什么程度。

稳健统计方法：对给定概率模型假定条件的微小偏离不敏感的统计方法（ISO/IEC 17043：2010）。

标准（测量标准）：具有确定的量值和相关联的测量不确定度，实现给定量定义的参照对象（VIM 5.1：2008）。

示例 1：具有标准测量不确定度为 3μg 的 1kg 质量测量标准。

示例 2：具有标准测量不确定度为 1μΩ 的 100Ω 测量标准电阻器。

示例 3：具有相对标准测量不确定度为 2×10^{-15} 的铯频率标准。

示例 4：具有标准测量不确定度为 0.006 的 pH 为 7.072 的标准缓冲溶液。

示例 5：每种溶液具有测量不确定度的有证量值的一组人体血清中的可的松参考溶液。

示例 6：对 10 种不同蛋白质中每种的质量浓度提供具有测量

不确定度的量值的标准物质。

注1：给定量的定义可通过测量系统、实物量具或标准物质实现。

注2：测量标准经常作为参照对象用于为其他同类量确定量值及其测量不确定度。通过其他测量标准、测量仪器或测量系统对其进行校准，确立其计量溯源性。

注3：在这里所用的"实现"是按一般意义来说的，"实现"有三种方式：一是根据定义，物理实现测量单位，这是严格意义上的实现；二是基于物理现象建立可高度复现的测量标准，它不是根据定义实现的测量单位，所以称"复现"，如使用稳频激光器建立米的测量标准，利用约瑟夫森效应建立测量标准或利用霍尔效应建立欧姆测量标准；三是采用实物量具作为测量标准，如1kg 的质量测量。

注4：测量标准的测标准测量不确定度是该测量标准获得的测量结果的合成标准不确定度的一个分量（见 GUM：1995，2.3.4）。通常，该分量比合成标准不确定度的其他分量小。

注5：量值和测量不确定度应在使用测量标准的同时确定。

注6：同一种或不同种类的几个量可以在一个装置中实现，该装置通常也被称为测量标准。

注7：有时候用的是"体现"一词，而不是"实现"。

注8：在科学技术中，英文单词"standard"至少有两种不同的含义：一是作为规范、技术建议或类似的规范性文件（法语"norme"），二是作为测量标准（法语"étalon"）。这个词汇只涉及第二种含义。

注9：术语"测量标准"有时用于表示其他计量工具，例如，"软件测量标准"（见 ISO 5436-2：2012）。

能力验证的标准偏差：用于评估能力验证结果的离散度（ISO/IEC 17043：2010）。

值（量值的值）：表示量的大小的数字和符号（VIM 1.19：2008）。

示例1：给定杆的长度为 5.34m 或 534cm。

示例2：给定物体的质量为 0.152kg 或 152g。

示例 3：给定弧的曲率为 $112m^{-1}$。

示例 4：给定样本的摄氏温度为 -5℃。

示例 5：给定频率下给定电路元件的电阻抗为（7+3j）$'\Omega$，其中 j 是虚数单位。

示例 6：给定玻璃样品的折射率为 1.32。

示例 7：给定样品的洛氏硬度为 43.5HRC。

示例 8：给定铜样品中镉的质量分数为 3μg/kg 或 3×10^{-9}。

示例 9：给定水样中 Pb^{2+} 的摩尔浓度为 1.76μmol/kg。

示例 10：给定人血浆样本中芦托品的任意物质量浓度（WHO 国际标准 80/552 用作校准品）为 5.0IU/L，其中"IU"代表"WHO 国际单位"。

注 1：根据参考类型，量值为

- 数字和测量单位的乘积（测量单位 1 一般不表示量纲为 1 的量）或
- 测量程序的编号和参考，或
- 编号和标准物质。

注 2：编号可能很复杂。

注 3：量值可以用多种方式表示。

注 4：对于向量或张量，每个分量都有一个量值。示例：作用在给定粒子上的力，例如在笛卡尔分量中（F_x、F_y、F_z）=（-31.5、43.2、17.0）N。

Z 值：由能力验证的指定值和标准差计算的实验室偏倚的标准化度量。

注 1：Z 值的常用变换为 Z'，由指定值的不确定度和计算 Z 值之前的能力评定标准差的组合得到（ISO 13528：2015）。

目 录

1 简 介

　　从医疗点或其附近实验室或检验场所获得的临床检验结果必须尽可能准确，因为这些结果对疾病的护理和治疗、预防和控制有直接影响。检验分为检验前、检验中和检验后三个阶段，需要严格实施质量管理体系[4]。该质量体系的组成部分包括内部质量（过程）控制、能力验证和质量改进。只有当这些组成部分同时实施时，才能改进质量或达到最高的检验质量，从而改善疾病预防与控制、护理和治疗方面的健康结果。

　　"EQA"一词用于描述一种方法/过程，该方法/过程允许将实验室、检验场所或个人用户进行的检验与来自该实验室以外（同行实验室或参比实验室或检验场所）的检验进行比较。检验场所成功参与 EQA 计划，为客户、认证机构和监管机构提供了检验服务能力的客观证据，并作为不易通过其他方式获得的唯一信息来源[5,6]。重要的是，EQA 计划允许有"同行评审"过程，以解决技术和方法上的问题，从而提高每个检验场所的服务质量，并让不同检验服务之间的结果具有可比性。对于认证机构和监管机构，EQA 提供了关于所提供服务质量的客观数据，并已被证明反映了患者样本检验的质量[7,8]。

　　非常重要的是，EQA 计划组织方提供的是支持性的计划项目，帮助参与者提高他们的表现，而不是对表现不佳的检验场所采取惩罚性措施。如果国家法规要求检验场所参与许可和/或认证，EQA 组织方应确保 EQA 参加者在与相关机构共享结果之前已同意共享。

应劝阻 EQA 参加者伪造数据，并向其强调根据诚实的表现评价制定改进措施指南的好处。建立和执行 EQA 计划的成本必须与产生不准确的检验结果所浪费的资源，以及通过提高和保持检验结果的质量实现的患者护理的改善程度进行比较。

一个 EQA 计划可以在地方、国家、区域或国际上组织，每个计划都有其优点和缺点。地方和国家的 EQA 计划对检验场所的反应更敏捷，从而能够迅速反馈结果并支持参与的检验服务。但是，它们在统计分析方面可能不够强大，或不能提供规模经济，使其具有成本效益。此外，这些计划或许无法从足够的方法中收集数据，提供对方法的"最新水平"的评价。

国家 EQA 计划对最常见的检测有效，在为国家指南提供检验结果准确数据方面非常有用。此外，国际 EQA 计划对于稀有或专门检测是必不可少的，因为一个国家可能没有足够的场所来为可靠的统计分析提供足够的数据，或者需要特定的专门知识来生产能力验证样品。而且，区域和国际 EQA 计划有助于支持和评估构成国家 EQA 计划的实验室的表现。在组织 EQA 计划时要考虑的其他因素包括语言障碍，运输过程中特别是在极端环境中，能力验证物品的稳定性，以及运输物流和成本。

在大多数发达国家，EQA 计划已经制定，并在提高医疗保健系统各级护理质量方面起到了巨大作用[7-10]。为了改善发展中国家的状况，各国政府需要认识到以下几个方面的重要性：在患者护理和疾病预防与控制中进行质量评估，在各级倡导进行质量检验，以及分配足够的资源确保质量检验。这将需要制定一个国家质量检验计划，增加当地专门知识来执行该计划，并在可能的情况下，鼓励当地制备能力验证样品[11]。国家质量保证政策的实施需要政府、专业协会、实验室/检验场所工作人员和执行伙伴的付出。必须认识到，改善医疗保健的政策应包括所有检验场所（卫生实验室和其他检验中心）的 EQA 计划；不良的检验结果会在财务、健康和社会方面产生重大影响，因此，为改善质量检验而预留的投资将在以后产生效益。

EQA 计划的组织是一个技术过程，包括许多相互作用的要素。只有在组织的最后阶段，才能完成所有这些要素的实施。因此，实施者不应被任务的规模和范围阻止，而应该从具有可实现目标的小规模开始。本手册旨在促使国家当局认识到 EQA 计划的重要性，确立制定国家 EQA 计划的流程（如有必要，与现有组织方合作），并支持涉及执行国家 EQA 计划的检验网络。在当地制备能力验证样品过程中，鼓励尽可能地增强国家能力（见第 8 章），并为表现不佳的检验服务提供支持。尽管第 8 章涵盖了制备最常见能力验证样品的一般原则，但这个领域可能需要专科培训和研发。如适用，应参考具体的指南和文献；可能需要逐步推广当地制备材料的开发。ISO/IEC 17043：2010[12] 中详细描述了执行 EQA 计划的基本原则和要求，建议读者参考此标准指南，了解更多详细信息。

本手册描述了为各级医疗保健临床实验室和其他检验服务制定国家 EQA 计划时要考虑的一些策略、管理、财务、技术和科学方面的问题。本手册由 WHO 和合作伙伴制定，以填补空白，其范围仅限于提供能力验证的 EQA 计划。然而，值得注意的是，其他EQA 活动以及室内质量控制（过程控制）措施和其他质量要素是ISO 15189：2013[13] 中定义的实验室质量管理过程中不可或缺的一部分。

本手册的适用范围是 WHO 所有成员国，重点是把发展中国家作为主要目标受众。目标受众包括部级卫生管理部门、计划管理方、实验室管理方、检验人员和其他执行伙伴以及 EQA 组织方。

2 EQA 计划制定策略

决策者在决定制定国家 EQA 计划、与国际计划合作或制定混合策略之前，需要考虑各种因素：地方计划将产生启动费用，专业知识可能无法立即获得等。此外，地方计划可以更有效地解决当地问题。从长远来看，地方计划的运输问题没那么复杂，费用也更低。现有的国际计划有些并不针对本地区域问题，或比较复杂，花费也较高，生物材料的跨国运输亦令人担忧：运输时间越长，能力验证样本变质的可能性就越大。最终，所做的决定必须符合医疗保健和护理质量的最大利益，并有效地平衡费用和服务。

根据当地情况，制定国家 EQA 计划有两种主要策略。第一种，不同的非政府组织提供可能相互竞争或互补的 EQA 服务。第二种，政府授权一个相关的国家机构（可能包括政府部门或其他对支持实验室质量有长期兴趣或热情的专业机构或学术机构）作为该计划的组织中心来执行该计划。这两个策略并不相互排斥，因为一些国家将非营利提供者与政府的 EQA 计划结合起来。该组织中心应努力涵盖公共和私人诊断服务提供者，以确保评估时采用的是同一个标准。

EQA 计划组织中心应致力于改善检验场所的表现，不应受到利益冲突的影响，也不应受到任何可能干扰 EQA 计划执行的不当措施的影响。组织中心的最终目标是作为 EQA 计划提供者获得国际标准（ISO/IEC 17043：2010）的认证[12]。应鼓励所有公共和私人实验室参与，但在可能的情况下，应强制它们参与。

将职责和监督下放给省 / 地区和地区实验室的分级结构可能更适合于 EQA 计划。职责包括分发中央组织中心提供的能力验证样品、监督外围实验室、教育和培训，并支持检验场所的改进措施。组织中心的职责详见 3.2。

在实施 EQA 计划的初始阶段，最好将检验服务安排在邻近组织中心及每日工作量较大的机构，以便吸取组织 EQA 计划的经验。如果优先考虑对患者管理或流行病学监测具有关键影响的分析物，则更可取。在解决瓶颈问题后，随着经验的积累，EQA 计划可以逐步扩展到外围检验场所，并可以增加更多的分析物。

能力验证样品可以是商业采购的，也可以是当地制备的。材料的选择应以可用性、资金、人力资源、在当地制备物品所需的专业知识以及参与检验场所的数量为依据。最近，一个在当地成功地制备了能力验证样品，以满足越来越多的检验场所，特别是外围检验场所，并能够解决当地的病理问题的很好的例子是使用干试管样本（DTS）进行 HIV 和梅毒血清学检测，或美国疾病控制中心[14]引进的 HIV 核酸检测（NAT）（针对 HIV 病毒载量）。事实证明，这种方法非常成功，并在许多发展中国家得到广泛接受和使用[15,16]。然而，在流式细胞术（如 CD4+T 淋巴细胞计数）等领域，使用固定剂制备合适的材料已被证明是非常困难的。在这种情况下，进口 EQA 材料可能是首选，但是，需要考虑高昂的费用、能力验证样品的稳定性和清关等问题。

不同级别的沟通是 EQA 计划成功的基础。EQA 计划组织中心与所有相关团体保持沟通，包括国内和国际专家、拟定 EQA 计划协议书的专业协会、负责实验室和检验服务的部级卫生管理部门以及提供实验室材料和试剂的公司。

现状分析

实验室和其他检验服务基于风险的现状分析是规划和实施有效 EQA 策略的基础。评估应包括但不限于以下方面：

- 国家实验室网络和其他检验场所的实验室或检验中心的数量，包括其位置、交通、快递或邮政服务的可用性；
- 实验室 / 检验场所的类型（临床或公共卫生）及其位置（区域 / 省、地区、社区）——可能需要确定它们在提供临床服务和提供流行病学监测方面的作用；
- 实验室或床旁检验场所的基本基础设施（如电源、供水、蒸馏水供应、排水、废物处理）；
- 主要调查和测量程序；
- 在各学科（即免疫学、临床化学、血液学、细菌学、寄生虫学、血清学、食物和水分析）中进行的实验室分析类型、每年进行的检验次数、实验室技术及其使用频率；
- 实验室质量管理措施的实施情况；
- 支持监督和指导网络的可用性；
- 室内质量（过程）控制程序的范围和有效性；
- 实验室设备的库存、性能状态和维护；
- 校准品、能力验证样品及其供应；
- 在检验中心工作的技术专业人员和医疗专业人员的数量及其培训水平、经验和资格；
- 用于及时、可控地将能力验证样品从中央 EQA 组织中心运输到实验室的现有基础设施；
- 提供检验服务的实验室的财政状况；

- 供应链管理；
- 国家监管和许可要求；
- 国家现有疾病计划；
- 现有特定疾病的 EQA 计划；
- 参与国际 EQA 计划的能力；
- 现有信息技术网络，包括互联网和移动通信。

3 不同利益相关者在组织国家 EQA 计划中的职责

3.1 政府

政府通过其负责的部门和机构，以适当的立法或法规支持国家 EQA 计划的实施，并鼓励在考虑国家重点事项的情况下，提供适当的服务。

国家主管机关的主要作用包括：

- 为建立、执行和协调一个或多个符合 ISO/IEC 17043：2010[12] 和其他适当的国际标准的 EQA 计划制定国家法规、指南和政策；
- 倡导国家 EQA 计划作为更广泛的国家实验室质量管理体系和质量改进策略的重要组成部分的作用；
- 根据临床和公共卫生实验室服务的重点事项，确定 EQA 计划的目标病理学；
- 保证为该计划提供财政和后勤支持；
- 动员专业组织和其他利益相关者支持该计划；
- 确定适合该计划的组织中心；
- 确保为该组织中心提供必要的实验室基础设施；
- 确保公共和私人实验室参与该计划；
- 基于包括逐步法在内的各种方法，加强所有检验中心的其他质量管理体系要素，最终获得 ISO 15189：2013 认证[13]。

3.2 组织中心

如 ISO/IEC 17043：2010[12] 所述，组织中心应具备执行 EQA 计划所需的能力，并由相关专家根据计划中包含的分析物类型提供支持。为该计划选择或批准 EQA 组织方和辅助设施是一个重要过程，必然会影响该计划的质量、范围和日后的成效。虽然该组织中心必须解决商业、财务和组织方面的问题，但其结构应能使决策公平，不受任何事情或偏倚的影响。该组织中心将与 EQA 计划的技术专家和参加者建立联系，并负责组织、适当管理能力验证轮次和及时评价参加者的报告。每个国家 / 地区都应努力制定最终符合国际标准的 EQA 计划。

组织中心的主要职责是：

- 确保其拥有合格的管理人员和技术人员，他们具有成功开展 EQA 计划所需的权限，包括专家咨询委员会。
- 确定执行 EQA 计划、分配具体任务、具有保存员工所有相关教育和能力记录所需的最低资格和经验水平。
- 确定 EQA 计划的目标。
- 确保有足够的设备和基础设施来执行该计划。
- 根据 EQA 计划的类型和当时的情况，在给定的时间内计划足够的能力验证轮次。
- 选择适当的均匀、稳定的能力验证样品进行发送；在使用前应了解能力验证样品的质量，组织中心有责任按照 ISO/EIC 17043：2010[12] 的规定控制能力验证样品的适宜性。
- 明确为每个能力验证轮次提供的能力验证样品的数量。
- 在确保公共安全、防止标本变质，且附有向参加者提供的明确说明的条件下，确定适当、合格的快递服务或配送机制来运输标本。

- 提供一种系统，参加者可以通过该系统返回能力验证结果以供评价，并明确返回结果的时间范围。
- 按照 ISO 13528：2015[17] 的规定，建立确定指定值的方法，该方法可以是最高计量等级的测量程序、参考程序、特定方法相关程序，或者所有测量值的平均值或中位数。
- 明确适合该目的的测量不确定度[17]。
- 根据 EQA 计划的目标，开发适当的统计设计和统计分析工具，以评估参加者在既定时间内的所有反应。
- 确保对个人评估结果保密，并在展示一个能力验证轮次的结果时对个人参加者保密。
- 确定表现不佳或令人不满意的实验室 / 检验场所 / 检验人员，并确保提供适当的协助。补救措施可包括由指定主管向实验室 / 检验场所提供技术建议和支持，安排研讨会和进修培训课程，并酌情发送额外的检验材料。组织中心还可向中心实验室行政部门提出建议，向各检验中心提供适当的工作人员以及必要的用品、设备或其他服务，以解决在该轮次能力验证中发现的问题。
- 参加经认证的国际 EQA 计划，以确保结果达到所要求的标准。
- 建立评价监测系统，包括对评价调查负有最终责任的国家科学和专业协会。

一个人员充足、资金充足的组织中心对于成功建立和运行EQA计划至关重要，该计划将为参加者提供支持重要的是，EQA 参加者最好以书面形式确认他们对参与该计划的条款和条件的承诺，包括根据国家法规与部级卫生管理部门协调中心和认证机构共享结果。这一承诺应告知中心实验室或 MOH 行政部门。根据参与 EQA 计划的条款和条件，实验室必须参加每轮能力验证或告知组织方不参加的原因。为了使该计划具有教育意义，并帮助提高患者护理水平，参加者处理能力验证样品时，必须尽可能与处理常规检验样本的方式相同。参加者不可以操纵结果或单独检验能力验证样品，不得与其他实验室共享样品，也不得要求其他实验室进行检验。参加者应在报告上签字，以表明调查是在自己的实验室中使用报告中指明的方法进行的。为了降低结果计算错误的可能性，能力验证结果和测量条件（例如在给定温度下）应该一起进行报告，而不是由参加者重新计算结果以满足特定条件，这可能不是常规做法。结果应以计划要求的测量单位报告，以确保分析的有效性。

> 参加者处理能力验证样品的方式应与其在实验室或检测现场处理常规检测用
> 样本的方式相同

4 EQA 计划组织中心的构成

本章描述了负责在一个或多个学科中执行 EQA 计划的组织中心的模型结构。根据国家法规，该中心还可以作为独立的医疗、学术或商业机构运作。本章所载信息仅作为指导，而不是组织中心规划的建议。在有些国家，可能有多个组织中心，这些组织中心可以处理计划中的不同的专业领域或执行水平，并通过一个中央机关或国家组织加以协调。

在实践中，一个组织中心将受限于当地的情况、财政资源和工作人员的资格。在规模较小的组织中心，各种职能可能仅由少量人员承担，那么将职能委派给外部办事处和专业人员可能更为有效。能力验证样品可以是商业性的，也可以是本地制备的，组织中心必须考虑这些方面。

4.1 指导原则

组织中心的书面指导原则（政策和条例）除其他外，应包括或涉及：

- 通过定期进行能力验证，向相关方（医院实验室、公共和私人实验室、血库、其他检验场所）提供 EQA 服务；
- 概述中心结构的流程图；
- 中心的身份合法、诚信和公正；

- 为有剩余资金再投资于该计划的发展，组织方决定向参加者收取费用；
- 对参加者的相关表现的信息进行保密；
- 将能力验证结果用于教育目的、改进质量和改善实验室服务。

ISO/IEC 17043：2010 为 EQA 组织中心的结构提出了一个总体框架[12]。

4.2 结构

EQA 计划组织中心应具有透明的结构；图 1 给出的示例显示了不同的部门和职责。

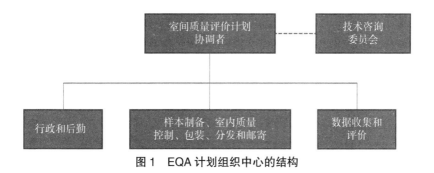

图 1 EQA 计划组织中心的结构

4.3 人员

EQA 计划组织中心需要管理专家和技术专家来运行该计划；工作人员的数量和资格将取决于中心的规模、计划的能力验证轮次和活动。主要包括：

- 计划主管 / 协调人;
- 技术咨询委员会;
- 行政和后勤专员;
- 内部质量专员;
- 制备能力验证样品的特定实验室学科专业人员;
- 统计员和计算机专家;
- 操作人员。

所有工作人员都应有详细的职务说明,必要时应各任命一名副手(可以是具有其他主要职能的工作人员),以便在工作人员缺勤时接替其工作。并非所有职位都需要是全职或兼职的,有些职位可以在协商的基础上共享,例如统计员或计算机专家。应记录人员的持续专业发展,并为每个实验室学科指定专家作为顾问;成立技术咨询委员会以提供技术支持。组织方按照 ISO/EIC 17043:2010[12] 的规定,保存所有工作人员的记录。许多国家在当地没有已经接受过培训并有能力协调、管理或制备能力验证样品的可用人员,但可以通过与现有计划建立关系来获取拥有这些技能人员的机会。

4.4 室内设施

需要以下设施:
- 实验室设施,用于制备和验证能力验证样品;
- 秘书办公室(带电话、传真、电子邮件和复印设备);
- 包装能力验证样品的地方;
- 有适当冷藏的储藏室,用于储存能力验证样品;
- 用于数据收集和评价的安全区域;
- 存档设施。

　　所有房间应仅限授权人员进入，以免破坏保密链。一些能力验证样品，例如全血，可能需要冷链管理，包括有效的运输网络。含有潜在传染性物质的能力验证样品，例如微生物学或病毒学计划，可能需要具有所需能力的专业快递服务；在一些发展中国家，具有相应能力的当地快递服务可能更便宜、更有效，因此应考虑与邮局、航空公司等联系。

4.5　设备

　　用于制备、验证和储存能力验证样品需要的设备，包括特定的设备、耗材和耐用品。这取决于所用分析物的类型以及用于检验这些分析物的检测需求。所有实验室设备应根据制造商的说明进行校准，并制定预防性和纠正性维护时间表。

5 能力验证轮次的设计和运作

为了最大限度地提高效率，EQA 组织中心应努力组织一个或多个学科的计划，例如免疫学、临床化学、血液学、微生物学、病毒学。另一种模式是建立全国性或区域性分布中心，其中一个具有微生物学专业知识，另一个具有化学专业知识等，它们通过一个共同的协调者联系起来。一个或多个能力验证样品的制备、发送和验证，以及在规定时间内分析多个实验室的一组或几组检验的结果，构成一轮能力验证。最成功的那些计划是参加者可以期待定期发送标本和快速返回结果。因此，应组织协调者制备或获取能力验证样品，安排其包装、发送、接收和分析结果，并及时将结果返回给参与方。

5.1 EQA 计划的设计

组建技术咨询委员会是规划 EQA 计划的第一步。根据 EQA 计划的范围，该委员会应由一个有代表性的利益相关仪表小组组成，包括实验室工作人员（负责人、科学家、技术人员）、要求检验的人员（临床医生）、执行伙伴、可能参与检验的其他合作伙伴和统计员。这个规划应与卫生管理部门和实验室主任协商进行。技术咨询委员会将协助：

- 制定 EQA 计划的要求，包括待使用的分析物、能力验证样品的发送频率、分析物浓度、检验场所的数量、扩大计划、统计设计和分析；

- 为参加者制定操作指南，就参加者提出的技术问题提供评论意见，并为评估参加者的表现提供建议；
- 确定和解决计划实施过程中遇到的难题。

每年能力验证的次数取决于许多因素。一般来说，能力验证轮次越多，数据点就越多，也就越能更好地了解检验场所的表现；一个计划每年应力争进行 2～12 轮能力验证[12]。根据能力验证样品的可用性、计划要求和国家情况，一个能力验证轮次中可能包含多种分析物。最初，应使用少量更频繁检验或优先级更高的分析物进行能力验证。在随后的能力验证中，使用基于风险的方法，分析物的数量及其复杂性可能会逐渐增加。

5.2 EQA 计划的运作

在制定计划能力验证轮次的时间表时，应留出足够的时间，以确保所有必要物品都到位，包括能力验证样品的制备和运输。应至少在首轮能力验证前 6～18 个月确定能力验证样品的制备方法，以便在最佳时间和条件下制备能力验证样品。一旦建立了计划，下一次能力验证样品的发放或添加新分析物所需的时间就会更少。应考虑公共假日、假期模式和其他可能影响发放的因素，如天气、邮政高峰、交通系统。

确定了时间表后，应为每一轮能力验证制定详细的行动计划。EQA 报告发回给参加者的速度越快，能力验证报告结果被考虑的可能性就越大。可在截止日期后一天发送初步报告，该报告提供预期结果而不做个别分析，以便立即采取任何必要的行动。一份更详细的最终报告，里面有对参加者结果的分析，可能会在稍后发送。但是，每个参加者的报告的制作和返回时间应尽可能短，以确保参加者不会失去兴趣，并尽快提醒那些表现不佳的实验室，以便他们能够采取改进措施。当所有的能力验证时间表完成后，应将它们汇编成一份主时间表。可能需要进行调整，以确保有足够的工作人员和设施，来承担不同时间的工作量。表 1 给出了时间表的示例。

表 1　一轮能力验证的设计和实施的大致时间表示例

阶段	检查日期*	措施
设计	−18 个月	确定实验室学科和分支学科
	−16 个月	决定特定学科的能力验证轮次频率
	−14 个月	确定能力验证样品的邮寄日期
	−12 个月	制备或订购能力验证样品（针对不易腐烂的稳定物品）
	−12 个月	订购包装材料
	−3 个月	确认能力验证样品和包装材料的交付
实施	−1 个月	控制能力验证样品的可用性、安全检查、分析物的调整
	−1 个月	对这一轮能力验证筹备工作进行全面审查；通过邮寄或电子邮件通知参加者发货和截止日期
	−3 周	验证微生物标本的目标值和活性；制定调查问卷和评分标准
	−2 周	打印地址、表格等 内部处理、分配和检验样本
	−1 周	包装能力验证样品
	−1 天	分配和包装易腐 EQA 材料，如固定的血液标本发送前，内部验证检测组套
	第 0 天	邮寄
	+1 周	内部验证已发送的能力验证样品

阶段	检查日期*	措施
实施	+2 周	截止日期——这将根据检验类型、样本运输和数据返回时间有所不同（有些每天进行，有些每周进行等）
		完成数据的录入（若手动录入，建议录入 2 次），分析与验证数据
	+3 周	打印能力验证报告并生成改进措施模板
	>3 周	对评论、问题和评论意见进行评估，更新该计划的历史记录
		在分析物的稳定性允许的情况下，储存剩余的能力验证样品
* 检查日期将因 EQA 计划的类型、参加者人数、数据量、分析设计和能力验证样品的可用性而有很大差异。		

冻干或干燥的能力验证样品的复溶： 冻干或干燥的能力验证样品复溶的全过程必须给出具体说明。这包括复溶所需液体的类型和确切体积、加热和平衡该能力验证样品小瓶的时间、待添加液体的温度以及冻干或干燥的能力验证材料溶解在液体中所需的时间。

5.3 包装

传染性物质的运输受联合国关于危险货物运输法规的管制；传染性物质为 6.2 类 / 部分[18]。运输传染性物质所需的包装类型将取决于其根据相关法规的归类，即该样本是否被归为 A 类、B 类或豁免类。应对能力验证样品进行分类，以确定适当的包装和运输类型。A 类传染性物质 UN 2814 或 UN 2900 的包装应遵循 P620 包装要求。生物物质、B 类、UN 3373 的包装应遵循 P650 包装要求。运输 A 类和 B 类物品都需要一个三重包装，但每一类物品都有不

同的安全检验要求。豁免样本的包装也需要三重包装，但安全检验
要求没那么严格。三重包装的示例如图 2 所示。感染性物质的包装
类型、材料分类、标记和标签，以及相关文件必须遵循国家和 / 或

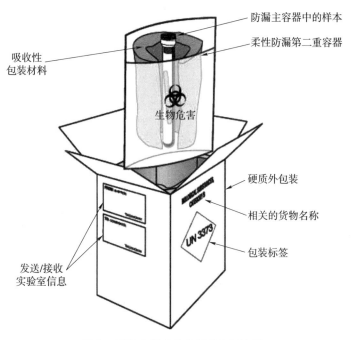

防漏主容器中的样本

柔性防漏第二重容器

吸收性
包装材料

生物危害

硬质外包装

相关的货物名称

UN 3373

包装标签

发送/接收
实验室信息

图 2　运输 B 类生物物质的三重包装

注：
- 材料应包装在纤维板箱或塑料箱中，以防止在运输过程中破损。
- 装有冻干材料的玻璃瓶或塑料瓶应使用缓冲材料包装，以防止在运输
  过程中破损，并使用足够的吸收性材料，以防止在运输过程中泄漏。
- 装有液体材料的小瓶应包装在防漏容器中，并使用足够的吸收性包装
  （可吸收全部液体）。
- 主容器和第二重容器都应防漏。
- 稳定的血液制剂应在推荐的条件下运输（例如，血清需在冷冻条件下，
  用于流式细胞术的固定步骤的血液需放在冷却箱中）。

国际包装和运输法规[19]。待发送样本的类型、数量和体积将影响包装的尺寸。关于运输非传染性材料的法规和要求不那么严格：根据国家建议和国际法规[18,19]，外容器应贴上适当的标签，例如"易腐生物材料"，并且装运时应随附一组特定的文件。

5.4 运输

能力验证样品的国内运输或国际运输必须符合国内和/或国际法规[18,19]。应聘请具有运输能力验证样品能力的快递公司与EQA组织方合作，确定物品发放和及时交付的最佳安排，包括在运输能力验证样品时通知参加者。应确保当地快递/邮政服务机构了解关于快递公司及其环境安全的所有建议，并了解相应使用干冰和转移危险货物和/或传染性物质的通用预防措施[18]。为了控制运输过程对能力验证样品质量的影响，应模拟运输条件，检查其可能对标本造成的影响，并进行记录。

5.5 EQA 文件

以下 EQA 文件是必不可少的，应制定和维护这些文件：
- 装箱单：如果此次运输中包含不止一轮能力验证，而且并非所有参加者都有相同的要求，则装箱单是必不可少的。
- 地址标签：地址标签应根据参加者联系人姓名和地址的最新记录进行打印。
- 说明表：参加者应获得的充分说明，有能力验证样品特征和处理要求、如何记录结果、如何返回结果及返回何处，还有该轮能力验证结束日期。还应就已进行能力验证样品筛选的传染性病原体、其他危险警告、储存要求、复溶方法、推荐的处置方法等给出相关注释和说明。

- 协议书表格：应向参加者提供一张记录结果的表格。表格应尽可能简单，以尽量减少录入和读取数据的混乱，并便于数据的录入。对照数据，如参加者参考号、能力验证轮次、能力验证样品编号、检验方法等，可在设施允许的情况下预先打印，或由参加者自行填写。预先打印信息将减少转录错误和遗漏错误。参加者的唯一标识符应贴在所有协议书表格上；参加者和 EQA 组织中心应保密，不得泄露给任何第三方。报告结果的单位应清楚地显示出来。协议书表格还可以包括代码列表（例如方法和 / 或试剂）；参加者应在协议书表格中录入方法和 / 或试剂合适的代码以及测量结果，并应留有空间来记录问题或其他评论意见。协议书表格中也应显示向组织中心返回结果的方式（如邮件、传真、电子邮件、网站）。

- 返回记录：必须记录 EQA 组织中心收到每份报告的日期，并在适当情况下记录返回的方式，如邮件、手机短信、邮寄、传真。

- 能力验证记录：对于回顾性控制，组织中心应有标准的复印件或电子记录表，每次发送报告时都应填写。遇到的任何问题都应标注在能力验证记录上，该记录应由完成每个样品的工作人员签名并注明日期。

5.6 数据分析和评价

为确保参加者及时收到报告，EQA 组织方应建立和评价数据录入和分析方法。数据可以通过以下方法以电子方式输入基本软件，或专为分析开发的软件：

- 手动录入，由两人各自执行，并对差异做出决定；
- 扫描录入，这可能对带复选框的协议书表格有用，因为手写数字可能出问题；
- 电子方式录入，参加者在线输入数据。

从一个表格转录到另一个表格或从一个表格转录到数据库的方式处理数据，则需要设置一个程序，将转录过程中犯错的风险降至最低。

本手册第 9 章更详细地讨论了评价能力验证数据的方法。

5.7 能力验证轮次报告

能力验证报告的格式将取决于 EQA 组织中心现有的分析方法和计算设备。应清楚地显示一份报告所指的能力验证轮次；该报告应表明所研究的每种分析物的表现，以及实验室结果与总体共识值和适当方法（仪器）共识平均值的偏差。理想情况下，每个参加者的个体报告应显示其相对于整个参加者群体的表现（不说明任何其他实验室信息），并评估其表现。如果生成了多页报告，则每页都应标识为属于该报告。资源有限的小型计划可向所有参加者发送同样的总结报告，并对表现不佳的参加者附上个别说明。如果有些实验室的表现太差，则该报告必须建议对这些实验室进行调查，并采取适当的改进措施或寻求建议。适当时，应提供每种分析物的长期表现。包括评估结果在内的报告应通过邮件、传真或电子邮件发送，或通过参加者能够安全访问的有密码保护的专用网站发送。应确保信息的保密性。以传真方式发送信息时，应控制传输的质量。

5.8　报告

必须建立良好的报告，包括能力验证报告、数据分析和参加者的能力。定期选择一些资料列入报告，例如提交给参加者的年度报告、提交给负责监督表现的专家委员会和指导委员会的报告等。此外，应妥善保存 EQA 材料介绍和检验的数据。如果参加的实验室和检验场所与组织中心之间存在重大分歧，可以避免误导。

5.9　档案

有关能力验证、参加者和所有质量文件的一切信息应按照国家规定以复印件或电子方式存档。EQA 参加者还应保存其 EQA 的材料，进行归档。

5.10　室间文件

每个参加者都应有机会获得 EQA 组织方提供的有关服务的信息和说明。这些信息应以当地语言进行编写。

5.11　科学材料

组织中心应编制和分发信息材料，以解决在各轮能力验证中出现的关键问题。这些材料可能包括当前理解的概要以及结果与临床护理的相关性。如果资料是从现有手稿中引用，组织中心必须说明参考文献和版权。

6 费用评估

6.1 财政资源

组织 EQA 计划需要具体的投资和财政义务，以确保工作的可持续性。财政资源可有以下来源：

- 政府当局分配预算；
- 与其他 EQA 组织方合作；
- 参加者的收费；
- 商业赞助；
- 学术中心；
- 包括信托形式的长期受益人；
- 获得发展伙伴的支持，作为短期措施。

当试剂或仪器的商业赞助者提供赞助时，应签署书面协议，确保 EQA 计划的独立管理，组织中心对赞助者没有任何义务。

6.2 实施费用

费用应包括但不限于以下项目：

- 场所租金。
- 一般费用（水费、通信费、电费、保险费）。
- 所需人员或工时的工资。
- 信息技术基础设施和维护。

- 实验室设备的维护和修理费用。

- 能力验证样品，可在当地购买或生产

——能力验证样品（血清、血浆、尿液、全血等）的费用；

——本地生产的投资；

——能力验证样品的评价（即试剂盒、试剂、校准品、耗材等）；

——能力验证样品稳定性和均匀性的评价。

- 包装

——能力验证样品的包装；

——邮件的信封和标签。

- 各轮能力验证的管理

——参加者的注册；

——为参加者开具发票（如适用）。

- 表格、报告和目录的打印。

- 邮寄和/或快递费用

——能力验证样品；

——报告。

- 各轮能力验证的评价

——专家费用报销（视情况而定）；

——信息技术使用成本（视情况而定）；

——为参加者组织专家会议和研讨会的费用（每年 1～2 次）。

- 参加者的培训/改进措施。

- 杂项费用

——计划发展费用；

——计划财务管理；

——计划质量管理体系；

——工作人员培训和发展。

6.3　订购费

　　每个 EQA 计划都应在财政上有保障，以便能够及时运作，并产生额外资金来支持创新发展。参加者的订购费可能是唯一的收入来源。在确定订购费时，应考虑参加者数量和所设计的能力验证轮数——每轮能力验证的实施费用可能有所不同。因为参加者数量和能力验证轮数每年都可能有所不同，并且可能存在不可预见的挑战，因此，预算编制流程必须以风险为基础，并考虑质量控制、研发和设备维护的费用，这是至关重要的。

7 能力验证样品

考虑用于EQA计划的材料应尽可能与患者样本相似。原材料可以来自动物、人类、微生物或人造。它们可能包括新鲜或稳定的血液制剂，干燥、液体或冻干的血清样本，新鲜或固定、未染色或染色的涂片和薄膜，或密封的湿制剂。各种动物的血液可以为EQA计划提供材料。动物血清广泛地应用于临床化学和血液学的特殊研究。在使用的分析方法中，这些材料不应有或只有轻微的基体效应。新设备与EQA材料的相容性由设备买卖双方进行研究。

7.1 能力验证样品要求

必须保证是以下样品：

- 尽可能与实际患者样本相似；
- 均匀的，满足均匀性检验；
- 至少在该轮能力验证时间内保持稳定（包括能力验证样品的运输期间）；
- 安全并符合所有相关的国家安全标准、规定和法律；
- 除非该轮能力验证特别要求，否则传染性病原体呈阴性（如乙型肝炎和丙型肝炎、人类血液制品的HIV 1型和HIV 2型）；
- 在适用的情况下，尽可能与可穿透隔膜一起使用，尤其是在拟用于自动分析仪时，最大限度地减少检验前的误差并避免打开小瓶；

- 无菌，但微生物能力验证等特定情况除外；这应在分配后通过随机检验小瓶来确认——检验的小瓶数量将取决于生产批次的规模和生产条件；
- 基体类型匹配、均匀和稳定。

本手册第9章对这些要求进行了更详细的讨论。

7.2 收集和检验

使用已经进行了 HIV、肝炎和其他血液传播病毒检测的，由血库采集的血液或血液成分是很方便的。然而，在某些情况下，输血管理条例可能要求在将血液用于非临床目的时需要获得供体的同意。如果无法从血库获得血液，获取其他样本时必须遵守国家规定。有一些国家，如果患者样本经过适当和完全的去标识化，则可用于质量保证用途。

用于输血的血液被收集到枸橼酸－磷酸－葡萄糖抗凝剂中，如枸橼酸－磷酸－葡萄糖－腺嘌呤（CPDA），并且应尽可能地保持新鲜，以便进行 EQA。当需要超过一个单位的体积时，可以集中同一 ABO 血型组。全血应在 2～8℃下保存。

为了获得血清，可将血液抽入不含抗凝剂的无菌容器中，让其凝固，并在无菌条件下分离血清。在某些情况下，难以获得足量的血清用于特定的分析物检验（例如梅毒血清学检测）。血浆样本可以通过去纤维化转化为血清。加入氯化钙和凝血酶[20]后，血浆中的凝血因子可被激活形成纤维蛋白。

在收集不同献血者的血液样本之前，要保证每份样品的乙型肝炎、丙型肝炎、HIV 1 型和 HIV 2 型的病毒检测为阴性，并应在集中样本前进行检测。来自多达 10 名未检测供体的较小等份血清，可集中起来进行检测。这种集中混合的样品可能需要通过微过滤进行灭菌。如果由于特定原因，无法对混合样品进行检测，则应贴上危险标签，表明其尚未进行潜在病原体的检测。这也应在参加者的说明表中进行说明。血清应在 -30℃ 或 -40℃（或特殊情况下 -70℃）下保存；应避免重复冷冻和解冻血清。每当使用混合的样品时，应保存记录，显示这份集中材料中每个成分的可追溯性。

动物源样品最好来自封闭的畜群，并经证明没有可传播给人类和家畜的疾病。需要考虑国家对动物材料处理的规定。同样的，在进口或出口能力验证样品时，应遵守国际法规。生化 EQA 样品也可以通过在样本中掺入特定分析物来制备。此外，微生物 EQA 样品可能包括病原体或共生细菌或真菌。用于 EQA 计划的所有样品，其采购法规可能因国家而异，应参考相关国家指南。表 2 总结了使用不同来源的 EQA 样品的优缺点。

表 2　不同来源的 EQA 样品比较

来源	优势	劣势
人类	与患者样本相似	存在感染风险 有时难以获得足量的样品 可能更浑浊 需要严格的伦理考量
动物	感染风险有限 样本量充足	由于与人类样品可能存在不可接受的差异，所以使用受限 可能需要考虑宗教和文化因素
人工（模拟）	易于制备 无已知风险	与患者样本相似度最低 很可能与基体效应有关
微生物	可以选择特定病原体或污染物	需要配制成临床相关样本，感染风险增加

7.3　能力验证样品的制备

　　能力验证样品的制备应在实验室的专用区域进行，远离样本的常规处理，使用无菌技术和无菌玻璃器皿，以最大限度地降低污染的风险。某些样本可使用抗生素和抗真菌药或防腐剂（叠氮化钠）等药剂，以减少污染。能力验证样品应在从该轮能力验证的收集日期到结束日期的整个期间保持性质稳定。

　　能力验证样品的分配量取决于常规条件下检验次数和检验每种分析物所需的量。应考虑血液体积与小瓶容量的比值。几乎装满的小瓶无法完全混合，而量太少可能会导致样品在瓶壁上变干或变质得更快。当需要添加添加剂时，添加剂在能力验证样品中的量应尽可能低。添加剂的化学名称及其浓度应在参加者的说明书或相关安全信息中提及。应根据分析的需要，添加掺入的材料。

　　微生物能力验证样品应在寄出日期前 7 天进行检验，并证明无外来或计划外的细菌或真菌污染。如果在一个样本中确认有细菌或真菌污染，应立即检验第二个样本，如果结果为阳性，则不应发放样本。如果任何参加者报告在该轮能力验证中出现细菌或真菌污染，则应立即重新检验保留原液的样本。如果污染得到确认，则必须取消该轮能力验证。参加者应将可疑样本返还给 EQA 组织中心进行交叉检查，因为参加者的实验室可能发生了污染。

　　用于储存能力验证样品的小瓶应坚固且防漏，并且瓶子的大小合适，适宜放在架子上。小瓶应由不会过滤离子（如钠、钾、镁、铁）或以其他方式相互作用的材料制成，通常为塑料或玻璃，并用塞子密封，塞子无需工具即可取下。每个能力验证样品都应贴上标签，以显示其信息，包括有效期（如适用）。此外，在随附的表格中还应包含以下信息：

- 能力验证样品类型（如血清、稳定化全血）；
- 声明该样本仅供能力验证使用；
- 合理储存的说明（例如，温度：2～8℃）；
- 精确和清晰的复溶说明（如需要）。

这些信息可包含在该轮能力验证说明表或随附的安全表中。

根据双方签订的保密协议，向 EQA 组织中心提供能力验证样品的制造商还应提供关于材料来源、添加剂、稳定剂和掺入材料的详细信息，以及传染性病原体检验结果的文件。理想情况下，由 EQA 组织中心在当地制备的能力验证样品应由参比实验室或专家实验室进行验证，以确保最终产品与计划产品一致，并确保一致性和符合标准的制备程序。验证可在当地计划开始时进行，如有可能，可在 2～3 年内进行，或在必要时更频繁地进行。

运输过程中的稳定性

即使包装合适，能力验证样品也可能因极端温度（包括高温和低温）、长时间运输或过度粗暴搬运而被损坏。虽然无法控制所有变数，但向参加者发送能力验证样品时 EQA 组织方应在 EQA 计划的规划阶段使用公认的准则[12]验证和证明物品在运输过程中的稳定性（更多详细信息参见第 9 章）。此时，少数参与的实验室，尤其是那些预计运送时间更长的实验室，应收到两个或多个检测样品，并被要求使用指定的运输条件将一个未打开的检测样品返回组织中心，具体数量取决于样本的类型。随后，组织中心将再次对该检测样品进行检验，以确保样本在两倍于正常运输时间的严苛条件下保持稳定。如果在运输过程中发现样品变质，则可以考虑替代的发放渠道或能力验证样品的类型。按照惯例，组织中心应在调查结束当天向自己运送一组能力验证样品进行检验，并对这些结果与参加者的结果一起进行分析。

8 制备具体的能力验证样品需要考虑多方面因素

能力验证样品的制备是一个基于风险的重要过程，必须经过大量讨论和全面周密考虑后，才能开展。本章仅讨论一般原则，建议读者参考具体准则。

8.1 血液

由于全血在体外易变质，使用自动细胞计数器分析 EQA 全血是具有挑战性的。患者标本中常用 EDTA 保存采集的血液，其在静脉切开 6 小时后开始变质。然而，以 ACD 或 CPD 为抗凝剂采集的血液对于红细胞参数的保质期约为 3 周[21]，并且可以通过添加固定剂[22]进一步稳定。采集至 ACD 或 CPD 进行白细胞和血小板计数的血液应在没有去除白细胞的情况下采集。除非在采集后 24～48h 内进行分发和分析，否则不适合使用。商业制备的、完全稳定的血细胞计数材料，类似于用于室内质量控制的材料，具有相对较长的保质期；然而，购买和进口费用高昂，并且通常针对单一的仪器类型。

用固定的血小板和禽红细胞（"伪白细胞"）制备溶血液，以制成用于控制血红蛋白、白细胞和血小板计数的能力验证材料是可能的，尽管该材料对自动细胞计数器的有效性可能是有限的。溶血液的血红蛋白浓度值由中心实验室指定，可用于外围实验室血红蛋白测量仪器的校准和控制。

来自供体的血液样本的血细胞计数值通常在正常、健康的参考范围内。血红蛋白浓度、红细胞计数和红细胞压积值可以在制备过程中通过添加或去除血浆来调节。如果从 ABO 血型相容的血液中产生两份集中的能力验证材料，则可从一份中取出血浆，并将其添加到第二份中，来升高和降低数值。白细胞和血小板计数更难以控制，但可以通过混合去除白细胞和去除非白细胞的 ABO 血型相容的全血来实现。或者，去除非白细胞的血液可轻轻地离心以产生血沉棕黄层，以此来提高一个样本中的白细胞和血小板计数，同时降低另一个样本中的计数。

稳定化的全血样本通常不适用于自动白细胞分类计数，因为稳定化的方法可能干扰白细胞与自动分析仪试剂的反应。因此，自动白细胞分类计数的 EQA 材料应为采集后 24～48h 分发和分析的、放入 ACD 或 CPD 的新鲜血液，或商业制备的材料。稳定化的全血适用于大多数自动细胞计数器的自动网织红细胞计数，但其值仅在正常参考范围内。网织红细胞计数升高的能力验证样本可在市场上买到，对于某些不能处理 EQA 计划生产的稳定化材料的分析仪模型，可能需要市售材料，或者，也可以使用新鲜血液（如上所述，用于自动分类计数）。

提供染色或未染色的外围血涂片相对简单，前提是 EQA 计划能够获得大量患者的样本，并符合伦理。EQA 计划应旨在收集很多的疾病状况，从中选出分发的材料。制备血涂片的疾病状况应反映该地区正常医疗保健实践中观察到的疾病状况，包括血液寄生虫、偶尔的正常血涂片以及一些对参加者有挑战性的疾病。未染色的载玻片用于评估实验室的染色能力。载玻片被送回 EQA 计划，以评价染色质量。染色载玻片适用于形态学技能的评价和人工白细胞分类计数，也可以提供用于人工网织红细胞计数的超活体染色血液的载玻片，尽管这些载玻片的染色质量由于长时间暴露于极端高温和湿度下可能变质。

冻干血浆作为 EQA 样本，用作凝血检验。EQA 计划必须确定要提供的检验范围以及是否有不同的级别，例如第一级的基础凝血检验和第二级的更高级研究。肝素化 EQA 对照血浆用于模拟肝素治疗患者的样本，可用一瓶肝素溶液与一瓶冻干的正常血浆一起送去复溶，无需用水复溶冻干肝素血浆。这样，可以从正常血浆样本中获得不同的 INR。

如果要发送新鲜材料，所有血液成分在使用前必须进行血液传播传染性病原体筛查，或在筛查为阴性的捐献个体中抽取。EQA 计划制备的所有血液学材料必须按照第 9 章所述进行均匀性、稳定性和无菌性评估。

8.2 细菌

细菌学能力验证样品的选择取决于疾病的流行程度、常规服务中进行的检验以及样品发放的费用和便利性等因素。应针对不同级别的卫生系统，制备不同类型的 EQA 材料，各级报告可能没有那么详细。对于外围实验室，能力验证可能包括抗酸杆菌和含有革兰氏阳性 / 阴性球菌 / 杆菌等的渗出物。对于中间和中心实验室，大多数能力验证仅限于细菌的分离、鉴定和敏感性检验。细菌学 EQA 材料可能包括具有特定病原体的临床样本、纯培养物或几种临床相关微生物的混合物。一轮能力验证培养物的选择通常考虑以下因素：

- 对公共卫生或感染控制很重要的细菌；
- 新识别或最近更名的细菌；
- 具有特殊抗菌药物敏感性的常见病原体；
- 发放含有正常菌群而不含病原体的样本，这可以对实验室技术和可能的污染问题提供有价值的检查；
- 对于某些轮次的能力验证，使用具有非典型特征的细菌提出挑战可能具有教育价值。

旨在为临床细菌学实验室提供基本或复杂挑战的 EQA 材料，可以在当地制备，从而降低被指定为"危险品"的样本国际运输费用和复杂性。用于考查接收、培养、进一步检验以及随后适当地解释结果的能力的 EQA 材料可以使用基本工具和简单材料来制备。EQA 组织方可能希望创建模拟伤口拭子、咽拭子、痰、肠道（粪便）样本或血培养样本。为了模拟这些样本，组织方可能会考虑发放带有或不带有病原体的纯培养物，或者发放更复杂的样本，其中包含一些通常被称为"正常菌群"的生物体，这些生物体符合这个地理区域的典型特征。例如，模拟咽拭子可能含有作为正常菌群背景的草绿色链球菌以及酿脓链球菌（A 群链球菌）。这将考查实验室在草绿色链球菌环境中检测乙型溶血性链球菌的能力。替代病原体可用于替代 A 群链球菌，包括 C 群链球菌或 G 群链球菌。可插入其他非病原体，如金黄色葡萄球菌、流感嗜血杆菌或副流感嗜血杆菌。

或者，模拟的"痈"样本可能含有金黄色葡萄球菌的纯培养物，或金黄色葡萄球菌和表皮葡萄球菌的结合体，以代表正常的皮肤菌群，就像在采集样本之前未被清理的伤口部位。其他可能取代金黄色葡萄球菌的皮肤病原体可能包括作为模拟蜂窝组织炎或丹毒的酿脓链球菌（A 群链球菌），或作为模拟游泳者耳部蜂窝组织炎的产气假单胞菌。使用 MRSA 可使样本更复杂。模拟痰样本可用蛋白或 MH 琼脂培养基为底物。肺炎病原体可能包括肺炎克雷伯菌、沙雷菌或铜绿假单胞菌。更脆弱的肺炎相关细菌，特别是肺炎链球菌，可能需要补充促生长的特殊药物。

值得注意的是，尝试模拟尿道拭子可能意味着使用淋球菌等脆弱细菌，这可能需要大量的研发工作。在组织方开发出强大的研发技术之前，最好避免这种情况。作为培养的替代方案，可以考虑用革兰氏染色创建一个模拟载玻片，该载玻片含有淋球菌，或者一种在形态上类似于淋球菌的更强大但风险更低（对工人的风险）的细菌，如卡他莫拉菌。模拟肠道样本可以基于煮沸的棕色扁豆基质，该基质具有高浓度大肠杆菌和粪肠球菌的背景。肠道病原体可以以较低的浓度添加到样本中。肠道病原体的实例可包括肠炎沙门氏菌、伤寒沙门氏菌、志贺氏菌属、产肠毒素性大肠杆菌或耶尔森氏菌属，或符合该地理区域特征的任何肠道病原体。实验室血培养瓶中用于检验的模拟血液样本可以提供单一的细菌病原体，该细菌病原体与 5mL 柠檬酸盐牛全血一起附着在乳胶珠上。也可以制备其他样本，如模拟尿液样本或模拟脑脊液，但是这些样本可能需要补充一定量的细菌稳定剂，如甲酸钠和 / 或山梨酸钠。尿液样本的制备需要额外的工作来确保样本的集中稳定，因此应推迟到该难题得到解决后进行。EQA 样品中细菌的浓度需要比较稳定。

如上所述，一些生长速度快的细菌，特别是肠杆菌科和其他革兰氏阴性菌的生长速度需要使用有机酸来减缓。另外，更脆弱的一些细菌，需要用药剂来维持生存能力，而不必促进生长。能够提供稳定性的试剂包括牛血清、卵清蛋白或脱脂奶粉。这些产品的适当浓度将取决于所需的浓度、储存温度和所需的存活时间，因此可能需要进行研发。其他 EQA 样品包括模拟载玻片，类似于适合革兰氏染色的典型临床样本。为了使这些实际可行，不仅要包括细菌，而且还可以添加补充的宿主材料，如血清、上皮细胞或中性粒细胞。因此，需要一个有能力的研发实验室。鼓励 EQA 计划从制备基础的样本开始。随着计划研发能力的提高，以及接收实验室对能力验证过程越来越适应，通过引入不太健壮或相关性较低的细菌、更具挑战性的药敏检验结果和 / 或更复杂的结果解释，样本可能会变得更加复杂。

8.3　寄生虫

在所有实验室里，组织或排泄物中寄生虫的鉴定基本相同，包括检查疟疾寄生虫、锥虫和微丝虫的染色血涂片，以及检测粪便和尿液中的寄生虫囊肿和虫卵。也可进行粪便样本中寄生虫抗原的鉴定检验，如小隐孢子虫和蓝氏贾第鞭毛虫。虽然大多数寄生虫血清学（弓形虫除外）是在参比实验室进行的，但现在已经可以用以进行血清中寄生虫感染的特异性抗体的检验，如弓形虫、血吸虫属和内阿米巴属。目前，EQA 计划可用于一些寄生虫抗体检测。利用RDT 对疟原虫进行抗原检测目前在世界范围内普遍开展，用于疟疾快速诊断检测能力验证的稳定抗原材料正在研制中。

EQA 样品寄生虫的选择可以基于特定区域的疾病流行病学。包括：

血液寄生虫：

- 疟疾：恶性疟原虫、三日疟原虫、卵形疟原虫、间日疟原虫；

- 微丝蚴：班氏丝虫、罗阿丝虫、马来丝虫、奥氏丝虫；

- 非洲锥虫病（布氏罗得西亚锥虫、布氏冈比亚锥虫）；

- 南美锥虫（克氏锥虫）；

- 回归热：包柔氏螺旋体属；
- 巴贝虫病：巴贝虫属。

粪便中肠道蠕虫卵：

- 蛔虫；
- 钩虫；
- 毛首鞭形线虫；
- 绦虫属；
- 粪类圆线虫；
- 阔节裂头绦虫；
- 短膜壳绦虫。

粪便中吸虫卵：

- 曼氏血吸虫；
- 华支睾吸虫；
- 后睾吸虫属；
- 并殖吸虫属；
- 姜片吸虫属。

尿中吸虫卵：

- 埃及血吸虫。

粪便中原生动物的囊肿/卵囊：

- 溶组织内阿米巴/迪斯帕内阿米巴；
- 结肠阿米巴；
- 蓝氏贾第鞭毛虫；
- 结肠小袋纤毛虫；
- 贝氏等孢球虫；
- 小隐孢子虫；
- 微小内蜒阿米巴。

用于检测血液 / 血清中特异性抗体（IgG、IgM）的寄生虫抗原材料：

- 血吸虫属；
- 溶组织内阿米巴；
- 细粒棘球绦虫；
- 弓形虫；
- 犬弓首蛔虫；
- 粪类圆线虫。

制备寄生虫鉴定的 EQA 样品的患者样本，优于实验动物材料。从实验动物身上获得的寄生虫可能与从人类感染中获得的材料不太相同，但它们非常相似，非常有用。然而，不能使用体外培养的寄生虫，例如，利什曼原虫在体外产生前鞭毛体，但在人体组织中产生无鞭毛体。用于寄生虫血清学检测的抗原主要来源于动物。需要注意的是，一些寄生虫阶段是无法保存的，例如粪便原生动物的滋养体，在为 EQA 制备的样本中只能保存囊肿或卵囊。

制备用于寄生虫和寄生虫感染的 EQA 样品有 3 个主要程序：

- 制备血涂片（染色或固定，未染色）；
- 制备保存的粪便（或尿液）；
- 制备用于寄生虫血清学的抗原材料（在参比实验室）。

虽然血涂片由患者的血液制成，但在储存和发放前要对血涂片进行染色或固定，因为未染色或未固定的涂片中寄生虫的形态会变质。未染色的固定血涂片也用于监测染色剂和缓冲液的质量，以及参加者的染色程序。

可将个体的粪便和尿液样本合并，用 10% 福尔马林生理盐水乳化，并在必要时稀释分装至小瓶中。在密封的小瓶中，样本可保持稳定长达数月。必须小心制备样品，因为少量的寄生虫可能会不均匀地分布在样本中。阴性样本也应被纳入 EQA 计划。

EQA 样品应附有关于患者病史和体格检查、年龄、居住地、旅行史等的信息，这些信息可能在结果解释方面有用。可以模拟这些信息，以强调感染的某些方面，并且这些信息可能与患者的临床信息无关。如果从动物身上获得的材料，则都需要模拟信息。

寄生虫样本的报告主要是定性的，即寄生虫的存在与否，以及物种的鉴别。有些报告可能是半定量的，如报告厚血涂片和薄血涂片中的疟原虫密度。寄生虫血清学样本目前定性报告为特异性抗体阳性或阴性。

8.4　临床化学

通常认为临床生化研究制备适当的 EQA 样品是简单和直接的，主要是在样本呈现、基材和添加物方面需要做出选择。虽然冻干材料在高温下储存时间和运输耐受性方面稳定性很高，但中低等收入国家可能负担不起进口商业材料。液体（冷冻）样本的有限稳定性可能会限制其适用性。用乙二醇代替 20%～25% 的血清量，可以使葡萄糖或酶等不稳定分析物在 32℃ 下保持稳定达 9 天或 -20℃ 下保持稳定长达 12 个月。血清样本需要考虑的相关因素总结见表 3，尿液样本通常以含防腐剂的液体形式呈现。

表 3　EQA 血清样本的类型及其性质

血清特性	冻干	液体	
		冷冻 *	乙二醇
便捷性	有限	良好	优秀
制备	复溶	解冻、混合	混合

血清特性	冻干	液体	
		冷冻*	乙二醇
稳定性	优秀	有限	良好
瓶间变异性	与分配相关	优秀（混合）	优秀（混合）
物理性能	更浑浊	不变	高黏度
清晰度	变化不大	良好	良好
费用	高	低	中
* 含或不含防腐剂（如抗生素、抗真菌药、叠氮化物）。			

　　人血清适用于所有分析物，对激素、蛋白质和其他免疫测定至关重要。用乙二醇稳定的血清受到其黏度的限制，这可能导致（半）自动分析仪的取样问题，因为它与离子选择性电极不相容。对于酶活性测定，基材不如添加物重要。应选择动力学特性与人体血液循环中相似的同工酶，这些同工酶可能来自动物。对尿液样本来说，物种不重要，但人类尿液更容易大量获得。

　　许多生化分析物（电解质、代谢物、激素、酶、药物）的浓度可以通过添加纯化学品或其他制剂来提高。如果可以定量提高生化分析物的浓度，则可以评估添加分析物的回收率。但是，这不能产生低于基础血清中的浓度。在一个狭小的容器中缓慢冷冻血清，然后使其在无干扰的情况下缓慢解冻，形成分层：底部是浓缩的血清，顶部是稀释的血清。小心地按顺序去除组分，可得到一系列不同的浓度。如果足够小心的话，浓度范围可以宽至起始浓度的50%～150%。去除最上面的20%～25%，并用相同体积的乙二醇进行替换。这可以制备具有更高和更低浓度的血清蛋白的样本，并且可以用于其他分析物。较低的浓度尤其有用，尽管可以通过简单的稀释来实现。白蛋白溶液可用于稀释，以保持总蛋白质含量和物理性质。

出于伦理考虑，从具有特定临床条件的受试者身上采集样本是可取的，并提供了解释性练习的机会。对于某些分析物，包括糖化血红蛋白和许多免疫和过敏调查，这些样本可能是必不可少的。

8.5　血清

免疫学 / 血清学 EQA 计划为病原体的存在提供间接证据，并用于定量和定性研究。这些检验旨在检测抗原或抗体。调查中可包括的血清学系统包括 HIV（RDT、EIA）、梅毒（VDRL）、TP-EIA、TP-RDT、TPPA、TPHA、ASLO 试验、H 流感、N 型脑膜炎和 S 型肺炎的乳胶凝集试验，以及微生物的快速确认 / 分型，如沙门氏菌、志贺氏菌、链球菌等。

用于病毒学研究的 EQA 样品（如 HIV、乙型肝炎）可能具有传染性，因此处理应极其小心。可以分发某些 EQA 检测样品（如 HIV），以评估实验室 / 检验场所检测不同浓度病毒变异株的能力。在发放给参加者之前，应通过不同的方法充分说明这些 EQA 检测样品的特点。为了安全起见，HIV 阳性检测样品的样本应进行热灭活（56℃下 60min），然后过滤。HIV 阴性样本不应进行热灭活，因为这可能会导致假阳性反应。目前有几种血液副产品可用作 HIV EQA 样品，有血清或血浆、DBS 和 DTS。在某些情况下，在 EQA 检测样品中纳入 HIV-1 型，并尽可能纳入 HIV-2 型和 HIV-1/2 型样本是很重要的。用于 HIV 血清学能力验证轮次的血清或血浆 EQA 样本可通过商业途径获得或在当地制备。当地血库大量被丢弃的 HIV 血清阳性样本是合适的选择。可以对它们进行明确的HIV 状态鉴定，分装并储存以备将来使用。

8.5.1　血清或血浆

血清学检验是以血清或血浆为样本类型进行的。大量用于血清学 EQA 计划的材料的来源是不适合输血的血浆。这有一个额外优势，就是经过了输血传播感染的筛查，包括（至少）HIV 和乙型肝炎和丙型肝炎的筛查。当要将弃置的血液用做其他需要进行 EQA 的标记物时，则需要由 EQA 组织方进行检验。当弃置的供体血浆不可用或不合适时，需要从临床样本中采集血清学 EQA 计划的样本，并需要获得伦理批准。尽管血浆是进行血清学 EQA 的合适的生物材料，但当用作 EQA 样品时，必须考虑冷藏／冷冻后体积限制或凝块形成等因素。虽然可以通过操作来增加生物材料的体积或质量，但应强调的是，EQA 样品应尽可能代表"正常"样本，而每次操作都会导致偏离"正常"。操作也可能对不同检验方法产生的结果产生不良影响。因此，每一种操作方法在应用于 EQA 材料生产之前，都需要对其效果进行广泛验证。

血浆、血清热灭活：用于能力验证样品的样本可进行灭活处理，以降低操作人员被污染／感染的风险。使用水浴槽（或培养箱）在 56℃下进行 30min 的热灭活足以灭活除乙型肝炎或丙型肝炎以外的许多血液病原体。然而，EQA 检测样品仍应被视为具有潜在传染性来进行处理，并应遵守处理具有潜在传染性血液样本所需的所有预防措施。

注：在整个过程中，应使用温度计监测水浴槽内的温度。

血浆转化为血清：通过加入凝血酶，然后去除产生的凝块，人工启动凝血级联反应，将血浆转化为去纤维化血浆（实际上是血清）。一旦血凝块被去除，应考虑对血清进行微滤以去除任何细菌污染。

过滤：生物材料可以使用真空或加压过滤设备进行过滤，逐步缩小孔径（预滤器，0.8μm 和 0.45μm，最后 0.22μm）。过滤将去除从微凝块到细菌污染物等所有微粒物质。需要注意的是，血浆转化为血清和过滤过程繁琐、耗费人力，且具有潜在危险性，应由配备有足够个人防护用品（包括防护服）的人员在生物危害柜中进行。在不将血浆转化为血清的情况下，通过对材料进行离心以去除颗粒物和凝块，可以制备出令人较为满意的能力验证材料。为了在不过滤的情况下保持无菌，能力验证样本应在 II 类生物安全柜中处理，尽可能使用无菌技术，并使用无菌设备和容器。

合并：对于规模大的 EQA 计划，可以考虑将材料进行合并，以增加可用材料体积（当对参加者的体积要求超过单次献血的量时）。合并样本包括将单个样本混合在一起以创建混合的合并样本。然而，在合并样本时，可能会产生稀释效应，即在合并中使用的每个样本的单个成分被稀释。通过选择检验确定的具有相似抗体和 / 或抗原特征的样本，从而仅合并具有相似检验结果特征或特性的样本，可以降低这种风险。合并的好处是增加了材料的体积，同时寻求保持对合并有作用的样本中关键成分的反应性。有时，合并的阴性血清或血浆可显示假反应倾向增加。因此，合并的材料，无论是阴性还是阳性，在用于 EQA 计划之前都应进行广泛的检测。

稀释：将材料稀释到达所需体积的程度是很重要的。稀释以模拟早期感染抗体谱或"弱"结果会生成最终材料，其抗体谱不代表未稀释样本中观察到的抗体谱。此外，一些检验方法检测稀释的抗体和 / 或抗原的能力可能会降低，而这些抗体和 / 或抗原通常在未稀释时才会被检测到。EQA 计划组织方必须在计划中可能使用的大量试验中检验稀释后的材料，以确保其性能符合预期。用阴性血清 / 血浆稀释可定量的标志物（如 HBsAg 或 HIV-1 型 p24 抗原）可视为产生代表早期感染的血清学 EQA 样品，其中难以找到足够体积的天然生成的生物材料。对于乙型肝炎表面抗原，稀释液必须不含乙型肝炎表面抗体，因为其可能与乙型肝炎表面抗原混合，并使其在检验系统中不可用。

8.5.2 干试管样本

在发展中国家，使用 RDT 检测 HIV 通常在传统实验室环境之外进行，并由非实验室专业人员通过任务转移进行，导致检验场所的数量大量增加。为了充分监测 HIV 检测结果的准确度，必须努力确保 HIV 检验场所参与国家 EQA 计划。然而，使用上述常规血清或血浆样本的 EQA 计划在这些环境中可能费用高昂且难以实施：这种类型的样本通常需要严格的储存和运输条件。因此，为了应对实施方面的挑战，一种使用 DTS（见图 3）的方法得以开发（这种方法创新、简单且易于操作），以监测和提高中低等收入国家 HIV 血清学检验的质量[14]。一旦进行再水合，DTS 可以通过 RDT 或 EIA 进行检验，因此，所有进行 HIV 检验的实验室和检验场所都可以使用 DTS。

DTS 制备方法有几个优点。它比制备液体样本更安全，生物危害更小。DTS 在 37℃下可以保持稳定，包括在储存和运输过程中，并且可以在室温下运输，而无需维持费用昂贵的冷链。检验机构收到 DTS 后，其可在室温下储存长达 4 周，而不会对其完整性产生负面影响。这种新方法使用的样本体积比大多数 EQA 计划小90%，而大多数 EQA 计划使用的样本体积为 0.2～0.5mL。

DTS 的制备：使用表征的血清或血浆样本作为对照，制备 HIV、梅毒和肝炎 DTS 的方法已经建立；总结见图 3[14]。简言之，将 20μL 血清或血浆与 0.1%（体积比）绿色染料（即食用色素）预混，转移至 2mL 冷冻管中，制备 DTS。加入 0.1% 绿色染料不影响 HIV 检测结果，但可使试管底部的有色颗粒可视化。在室温（18～25℃）下将试管置于层流罩中，并打开过夜，使其干燥。次日，将试管盖上盖子，在 4℃下储存，直到在检验前进行再水合。检验前，用含吐温 20（磷酸盐缓冲盐水 / 吐温 20）缓冲液的磷酸盐缓冲盐水（PBS）对 DTS 进行再水合。制备磷酸盐缓冲盐水 - 吐温缓冲液，用 0.2μm 过滤器过滤，并等分至 1.5mL 体积，用作再水化缓冲液（也称为能力验证缓冲液）。检验前一天，通过用精密移液管加入 200μL 磷酸盐缓冲盐水 - 吐温缓冲液，或用一次性塑料移液管加入 7 滴磷酸盐缓冲盐水 - 吐温缓冲液，让 DTS 再水合。

注 1：使用上述移液管时，7 滴相当于 200μL，但滴数因所用一次性移液管的类型而异。建议通过测定产生约 200μL 的液滴数量来验证移液管。这导致原始样本的稀释度为 1∶10，但作为进一步检验的目的，将其视为未稀释。然后，在没有涡旋的情况下，通过轻轻敲击来混合样本，以模拟在实验室设备有限或甚至没有的情况下在检验场所遇到的实际情况。复溶的样本可以在室温下放置过夜，使得干燥的血清 / 血浆溶解到能力验证缓冲液中。2h 后或第二天，通过轻轻敲击再次混合样本，并用于进行快速检验或酶联免疫吸附试验（ELISA）。

注 2：对于进行 EIA/ELISA 或蛋白质印迹的实验室和检验场所，确保提供足够的 EQA 样品来执行规定的检验算法是很重要的。

8.5.3　EQA 血清学材料的表征

构成血清学 EQA 能力验证样品的材料在练习期间必须是均匀且稳定的，并且对于所评估的标志物，必须了解材料的真实状态。

EQA 样品的表征通常使用检测方法和定义的算法来实现。检测方法定义了用于确定样本状态的检测范围和类型；算法指定了检测的名称（品牌）和使用顺序。检测方法包括用于识别阴性样本的第一次检测，以及用于确认在第一次检测中具有反应的样本是否为阳性的一个或多个补充检测。进行阳性反应性的确认是因为所有血清学检测都给出了一小部分假阳性结果；第二次检测有助于确保被指定为阳性状态的材料是真正的阳性。算法中的第一次检测必须具有高灵敏度，特别是，如果它用于识别阴性样本，即如果第一次检测的阴性结果被认为是正确的，并且不会进行其他检验来"确认"材料的阴性状态。因此，EQA 组织方需要确信，用于表征 EQA 样品的第一个检测是敏感、可用的，并且不会对参与 EQA 计划的实验室使用的其他试验可能检测到的阳性样本进行错误分类。EQA 组织方需要仔细考虑材料的表征方式。例如，如果任何参与的实验室或检验场所表明他们使用了 HIV 联合检测测定法，同时检测 HIV 和 HIV p24 抗原的两种抗体，则必须对这两种标志物的 EQA 材料进行表征。同样，如果参与实验室使用梅毒的特异性和 / 或非特异性梅毒螺旋体检测，则应了解这两种标志物的 EQA 材料的状态。

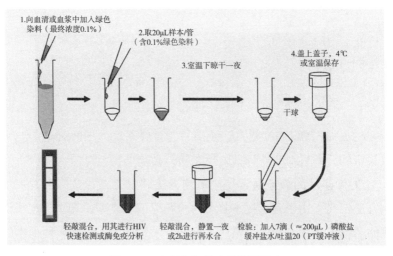

图 3 DTS 制备和检验的简要程序

8.6　核酸检测

血浆、DBS 样本和 DTS 是用于 NAT 的 EQA 计划[23,24] 的公认样本类型。EDTA 采集管中采集的全血是可以接受的，并且可以点样以制成 DTS，或离心以分离血浆。HIV 阳性样本应在 56℃下热灭活 30min，然后在制备这个检测样品前过滤。必要时，实验室分离物可用阴性人全血或血浆稀释；但首选 HIV 阳性（和阴性）人类样本。

检测组套目标浓度和病毒亚型/基因型： 在创建分子检测组（套）时，重要的是在 EQA 计划中应用的主要检测的线性范围内纳入样本。例如，每种浓度一个或多个样本：HIV RNA 不可检测、HIV RNA 可检出（低水平）阳性和 HIV RNA 可检出（高水平）样本应纳入每个检测组（套）中。理想情况下，检测组（套）应包含 5 个样本，在每次装运中，每一管应包括完全一样的检测组（套）或额外的量，以便实验室有每个样本的额外量/等分样本，以在仪器发生故障时可进行额外的运行。如果可能，EQA 检测组（套）中的病毒亚型或基因型应代表当地的亚型多样性。建议每年至少在一个检测组（套）中包括重复的样本，例如在一个检测组（套）中重复的低阳性样本，以评估再现性。

血浆或 DTS 检测组（套）对于需要液体样本（定性或定量）的 HIV 核酸检测很重要。血浆和 DTS 检测组（套）可在市场上买到。目前，DTS 以较低的费用或在某些情况下免费提供[24]。血浆和 DTS 的生产如前所述[24]。简言之，要么将高浓度的患者血浆合并并稀释，要么将标准化计划中长势良好的 HIV 菌株在实验室中培养，然后在 HIV 阴性血浆中稀释。

其他定性或定量分析需要 DBS 检测组（套）。对于婴儿早期

HIV 诊断（定性），DBS EQA 检测组（套）目前可用较低的费用或免费从一些全球提供者处获得。DBS 病毒载量检测组（套）（定量）尚未在市场上广泛销售。现在已经有描述使用样本生产 DBS 病毒载量检测组（套）的方法[25]。DBS EQA 检测组（套）的制作方法是将滤纸卡片与进行了合并和预稀释的 HIV 阳性全血混合或将 8E5 细胞与 HIV 分离株稀释成阴性全血，如前所述。DBS 卡片在包装前应在生物安全柜中风干至少 4h，并与湿度指示卡和干燥剂一起储存。用于核酸检测的 DBS 卡片可在环境温度下运输，但如果不是立即进行检验，则应在收到后储存在 -20℃ 环境中。分子检测用 DBS 可在 -70℃ 下储存 2 年。

运输注意事项：血浆需要严格的冷链，包括干冰运输，其费用通常很高。DBS 和 DTS 均可在室温下运输。

8.7 CD4+T 淋巴细胞检测样本

在 CD4+T 淋巴细胞 EQA 能力验证轮次中，测定每微升全血中 CD4+T 淋巴细胞的百分比和绝对数。每项试验应包括一个以上的 CD4+T 淋巴细胞水平，通常应包括具有适当临床决策水平的 CD4+T 淋巴细胞计数的样本，即 CD4+T 淋巴细胞计数降低和 CD4 细胞计数"正常"或升高。

在 EDTA 采集管中采集的新鲜全血样本，如果能够在实验室采集后 8~24h 进行检测，则是最好的 EQA 样本；当检验中心数量较少且靠近 EQA 组织方时，这都是可能的。由于这只在少数情况下是可能的，CD4 细胞 EQA 材料通常是固定的血液样本，并且其生产很复杂。通常，样本由人工去除 CD4+T 淋巴细胞的稳定血液制成，以避免与 HIV+ 样本相关的风险[26]。如果使用 HIV+ 样本，

EQA 组织方必须注意 IATA 关于病原体样本运输的规定[19]。考虑所有相关细胞群的完整性和 CD4+T 淋巴细胞的绝对计数,应对用于生产 EQA 样品的血液单位进行适宜性筛选。

因此,这些材料最好从商业来源或与利用这些材料的现有国际计划合作中获得,要么使用专利或工业机密方法在内部生产,要么使用商业来源的材料。然而,材料的基质应是稳定的全血,并尽可能与所有流式细胞术平台相容。

在合并多个单位的血液时,必须考虑目标 CD4+T 淋巴细胞计数和单位的血型相容性。当使用人工耗尽 CD4+T 淋巴细胞材料时,重要的是确保 CD8+T 淋巴细胞计数不会升高到超过临床情况中一般观察到的水平。这可以通过使用过滤的血液单位来增加体积缓解。在等分 EQA 样品之前,重要的是充分混合 EQA 材料,以获得均匀的悬浮液。样品在发放给参加者之前,应对其进行适用性检验。并非所有稳定材料都可以与所有 CD4+T 淋巴细胞计数平台相容(包括更新一些的流式细胞仪和床旁检验设备),这一点应予以考虑。在这种情况下,可以使用特定平台的替代材料,并将特定用户组作为单独的能力验证轮次在主要参加者之外进行监测。应考虑在这种情况下产生有效统计数据所需的最低人数。最终一致的 EQA 报告应根据 Z 评分或 2 个 SD 限值表达并对参加者的结果进行评分,并指出结果是否可接受,如果任何结果超出 2 个 SD 限值,则提供一个改进措施模板。

8.8 基于组织的病理学

制备高质量的 EQA 组织样本是任何 EQA 计划的基础。组织制备不充分将导致免疫染色或分子技术难以评估任何给定的生物标志物。样本的选择取决于待评估的检验。大多数情况下，这将是FFPE 组织，如存档的诊断材料或存储材料。应尽可能使用人类样本。然而，由于肿瘤可能是异质的（即其组织成分不均匀）且数量有限，因此可能难以获得某些类型的肿瘤。在许多（但不是所有）情况下，选择正常组织用于 EQA 计划是合理的替代方案。也可以使用福尔马林固定细胞系。然而，这些细胞系不一定反映肿瘤组织成分的临床特征。

作为一般原则，EQA 组织样本在使用前应充分表征。这意味着通过病理检查和分子分析（如适用）来验证材料。当从单个组织块上切割载玻片切片时，应在整个过程中每隔一段时间检查组织学和靶抗原性，因为组织块的连续切片中可能出现样本差异。此外，对于分子病理学，应考虑样本中肿瘤细胞的百分比，因为许多分子检测的分析灵敏度需要足够的肿瘤含量，并且会因所做的检测而变化[27]。应用从 FFPE 材料中提取 DNA 的最佳做法，能确保用于分子检测的核酸质量较高[27]。

所有组织应固定在 10% 中性缓冲福尔马林（pH7.2～7.4）中，最小比例为 20：1（固定剂与组织）；建议固定时间最少为 18～24h[28]。除非需要评估特定抗体 / 脱钙组织组合，否则应避免在EQA 计划中使用脱钙材料；脱钙只能在固定良好的组织上进行。应使用带正电荷的载玻片或处理过的载玻片（多聚 -L- 赖氨酸或生理盐水）以确保最大的组织黏附力。将 4μm 组织切片漂浮在不含添加剂的干净（最好是蒸馏）水上，在 37℃下将载玻片干燥过夜，并适当标记。为了确保 EQA 样本的持续可用性，建议保存组织。存储 FFPE 组织的数据应包括采集日期、组织类型、缺血时间（从采集到固定的时间）和总固定时间（从初始接触固定剂到组织处理的时间）。

9 EQA 计划评价的要求

实验室检验的科学有效性受到生物学 / 疾病分类学水平的不确定性以及分析误差的限制。因此，实验室能够确定观察结果的差异是源于生物差异还是源于测量技术差异是很重要的。根据实际情况，可分为实验室调查的两种基本类型：定性和定量。定性检验结果为描述性（如血型抗原和抗体、血细胞形态）；定量检验结果为数值性（如血红蛋白浓度、血清酶活性、肌酐浓度）。一些研究将描述性信息与数值性信息（如白细胞分类计数、蛋白质电泳）相结合。半定量研究提供的分级结果不如定量分析准确和精确，但仍可用于临床诊断和监测（如尿液试纸、疟原虫计数）。

能力验证结果的分析有 3 个基本目的：

- 对已达成一致意见分析和未达成一致意见分析的全面评价总结（总数）；
- 根据对每个分析物 / 计划建立和定义的评判标准，为每个实验室提供当前和以前能力验证的评价分析；
- 尽可能地确定造成结果偏差可能的原因。

对于 EQA 组织方，有许多考虑因素。对于任何分发的材料，EQA 组织方应向所有实验室保证：

- 他们收到的挑战与计划值（对照样本）一致（**质控样本**）；
- 检测样品均匀（**均匀性**）；
- 如果有预定的正确目标值，实验室结果提供了证据，证明挑战是公平合理的，以至于所有实验室都能预期获得有效的结果（**公平性**）；

- 在所有实验室结果构成的共识值的基础上，将以公平公正的方式（**比对性**）比较和分析实验室结果；

- 研究样本变质的可能性或风险，并尽可能加以控制（**稳定性**）；

- 对于定量值能力验证的测试，实验室的测量不是绝对准确的，检验过程中可能会引入一些变化（**测量不确定度**）。

下文将更详细地讨论这些需要考虑的因素，并且必须以一种可以记录和根据需要与其他人共享的方式进行监测。

9.1　质控样本

生产能力验证样品的每个步骤都必须由与所生产的样本类型相适应的质量控制（过程）进行监控。如果计划的样品要进行定量或半定量（浓度、计数、质量）测量，则必须测量所有试剂和材料成分，以确保它们与产品生产计划要求的数量一致。生产过程中使用的所有设备（如天平、离心机、培养箱、冰箱、冷冻柜、分光光度计、移液管、分析仪、气体浓度）必须正常工作；必须使用合格的标准化材料定期监测，以证明和记录设备运行准确。在发现并纠正误差源并对设备进行适当的重新校准之前，不得使用与预期值存在不合理偏差的设备。

9.2　均匀性

生产结束时，准备分发之前，应对样本进行检验，以证明它们在基于方法的测量能力或预期评估的公差范围内具有一致的值。在检验过程中，如果样本的分析方法不会破坏样本，则可以从生产的产品总数中随机抽取样本。为了保证生产的批次是可接受的，可以对所有样本进行检验。然而，这可能会耗费大量的时间或检验费用，因此可在生产的开始、中间和结束时选择样本。采集的样本数量取决于生产的样本数量。对于少于 100 个样本的批次，应至少选择 10% 的样本进行检验；如果生产的样本量少于 30 个，应至少选择 3 个样本。应目视检查样本结果是否合理一致，并计算结果的标准偏差[17]。理论上，标准偏差应小于预期总限值的 10%，或小于参加者标准偏差目标的 30%[17]。如果难以计算标准偏差，则粗略估计为最高结果减去最低结果，再除以 4。任何与大部分结果差异很大的结果都是均匀性差的证据，可以通过检验更多的样本来验证；或者，该生产批次可报废。

国际标准 ISO 13528：2015[17] 中提供了各种均匀性检验的统计技术。这些技术涵盖了不同的设计，理想的设计是在整个生产过程中随机选择 10 个或更多的样本，重复检验每个样本。用于方差分析的统计电子表格软件被用来计算样本之间的 SD，可按照上面讨论的方法进行检验（SD<参与方结果之间预期（或实际）标准偏差的 130%）。

注：许多 EQA 组织方不生产自己的样本，而是从另一个供货商处购买样本。组织方也必须确保样本符合均匀性要求。他们可以通过以下方式履行这一义务：

- 要求该供货商提供证书，证明并记录所采购的批次经过检验并符合 ISO 13528：2015[17] 中给出的均匀性要求；
- 从购买的批次中随机抽取少量样品，对其进行检验，或将抽取的样品送往适当的参比实验室进行检验。

9.3 稳定性

实验室要保证：它们正在检验的样本从生产时到实验室检验时存在很小的变异。运输和储存引起的变化不太可能影响实验室在能力验证中的测定。由于运输时间和条件的潜在可变性，运输可能对样本产生特别富有挑战性的影响。例如，在某些地区，通过公路运输的样本可能会暴露在超过 40℃的温度下，而通过航空运输的样本可能会暴露在低于 -40℃的温度下。重要的是，包装应适度保护样本在运输过程中免受极端条件的影响。

由于蛋白酶和 DNA 酶等降解酶的影响，样本稳定性是生物样本的一个特殊问题。使用化学稳定剂、降低温度或冻干手段，可以提高样本的稳定性；然而，这些方法有时可能会干扰实际检验过程。稳定性检验要求在生产后的不同时间点随机选择样本，确保结果不会因样本降解而产生变化。这些时间点通常包括（a）生产后、（b）样本发放时、（c）预估或预先确定实验室进行样本检验的日期，以及（d）实验室能够进行能力验证的最后日期。检验范围将取决于样本的性质和组织方的需求，但至少需要在上述（b）和（d）的时间点对样本进行检验，以反映能力验证实际开展过程中可能发生的所有变化。

根据材料的来源，均匀性检验的结果可作为稳定性初始检验点，在检验期结束时，随机抽取 2 个或 3 个样本作为稳定性检验。稳定性的验收标准可以通过均匀性检验（装运前）的平均值和检验结束时样本稳定性结果的平均值之间的差异来确定。ISO 13528：2015[17] 中推荐的标准是，差值不大于误差标准的 10%，或参加者 SD 的 30%。如果使用更多的检测点，那么在计划结束之前，该检验就表明一种趋势，或作为失去活性的证据。在定性结果（有或无，或物种鉴定）的情况下，该标准以持续、完整的证据作为基础。

> 注：一些样本可能只在很短的时间内（少于 7d 的任何时间）保持稳定，因此没有足够的时间发放和检验这些样本；那么这些样本不适合发放。其他在 14—21d（任意时间）内保持稳定的样本，被认为适合向 5—7d 内完成运输的地区发放。具有非常长的稳定期的样本可以安全地发送至所有区域。在新样本阶段，宜进行运输检验研究，以确定样本是否可能受到运输条件的影响。一旦对这些样本进行了测试，就没有必要在每次发放时重复进行运输检验研究，因为以前获得的信息足够了。

9.4 公平性

实验室正确评定能力验证样本的能力受到样本的复杂性、时间、运输和稳定性因素的影响，以及实验室工作人员的操作水平。如果专家无法对某组已知的样本的"正确"解释达成一致意见，则样本可被认为不适合分级。为了使一个样本在评估和分级时被认为是可接受的，计划要求至少 80% 的专家组和 / 或至少 50% 的总专家组提出"正确"的建议。

> 注：如果一个组织方反复发放不符合可接受的公平的样本，则需要确定指出不适当点。

9.5 比对性

首先，EQA 组织者需要确定能力验证结果的预期可比性。确定该结果是否应与参考结果（如"真实"结果或专家组已同意的结果）一致，或者是否将该结果与其他参加者的结果进行比较是最重要的。对于大多数分析物，参考结果通常更可靠，但它们也可能难以获得或过程昂贵。大多数能力验证是通过比较参加者之间的结果来进行的，通常参加者使用相同的检验方法。其次，EQA 组织者必须确定被评估为具有"可接受的"表现的实验室所需的可比性程度。同样，该标准是基于医学或实验技术预期（例如，全血中葡萄糖含量为 10%），还是基于与其他参加者的一致程度？EQA 组织者选择的设计决定了评估表现的统计方法。

最简单的设计是将参考值定为目标值，并且有一个预先设定的评价标准，例如在预期值的分析目标百分比内，或者在定性结果中，具有正确的结果。结果是否正确（或在参考值的预定范围内）。也可以选择一个目标值作为参加者结果的平均值，但基于分析需求、监管规范或临床相关性，有一个预先确定的表现标准。同样，EQA 组织者可以选择使用由参比实验室（或已知来源）确定的目标值，但是具有基于参加者小组之间一致的表现标准。

能力验证最常见的设计是完全根据参加者的结果确定目标值和评价范围。虽然有很多种设计，方法也有很多，但仍有可能制定组织比对需要考虑的基本原则。对于不同的设计，采用完全不同的方法、必要结果的数量和统计考虑因素。有些可选择的相当简单，只需要一个参加者（具有参考值和预定的限值范围），而其他设计将需要 50 个甚至更多的参加者（当不同的检验方法产生不一致的结果时，确定参加者结果的平均值和 SD）。ISO 13528.2015[17] 给出了所有可选择的设计、统计技术和统计考虑因素。本书仅讨论计算参加者结果的稳健平均值和 SD 最简单的技术，以及常用的 Z 值表现统计。

注：由于用于不同能力验证的分析物、测试方法和设计很多，因此需要各种各样的统计技术。最常见的汇总统计是基于对结果正态分布的假设（如果

用柱状图表示，则为钟形曲线）。虽然这是实验室检验结果最常见的潜在分布，但情况可能并非总是如此。在每组能力验证结果中，都有异常值或其他偏离组别的结果。这些值会使汇总统计数据有很大误差（偏倚），因此必须加以控制。这些结果可能有许多来源，最常见的是来自实验室的错误，但也可能来自不清楚的说明、糟糕的检验方法和受污染或不稳定的样本。在其他情况下，测量的性质会造成结果的高度偏态分布，如在生物计数检验中。在这些情况下，需要转换数据以获得对称分布，或者采用分离方法组。

在所有情况下，统计技术的目标都是对总体平均值和 SD 进行估计。在不同情况下，这可能是所有的合格实验室、特定区域内实验室，或者 EQA 计划中所有遵循说明的实验室的平均值和 SD。统计技术在所有情况下都是相同的，但设计和解释可能有所不同。异常值检测技术在统计文献中是可用的，但只能由了解统计分析的个人进行，以避免导致出现错误评估的重大失误。还有几种称为"稳健技术"的统计技术，它们不会受到异常值的严重影响，可以应用于常见的能力验证情况，其中包括合格和不合格的混合结果。下面将介绍最简单的稳健统计技术。

9.5.1 用于估计平均值和标准偏差的稳健统计技术

中位数是平均值最简单的稳健估计。计算中位数，是所有结果按从低到高的顺序排列，然后选择中间点（当结果数为奇数时），或当结果数为偶数时，选择两个中间点的平均值。

估计 SD 最简单的稳健技术是 nIQR。该统计也是基于数据排序（从低到高）：第一四分位数（Q1）是数据的第 25 个百分位数，第三四分位数（Q3）是第 75 个百分位数。计算这些四分位数的方法多种多样，不同的应用程序软件可能略有不同，但都应该是可以接受的。最简单的手动技术是将上述中位数过程应用于有序数据的中间（如果结果数是奇数，则为中间点；如果结果数是偶数，则为两个中间点的平均值）。四分位距是 Q3 和 Q1 之间的差值（Q3-Q1），然后这个值被"标准化"为四分位距的比例。在真正的正态分布中，四分位距取一个标准偏差，约为中间 50% 结果的 74%。因此，nIQR 的计算方法如下：

$$nIQR=0.7413（Q3-Q1）$$

这是一种简单且公认的 SD 估计，对于数据集中存在的异常值具有稳健性。

9.5.2 表现得分

当一个参考值与预先设定的（例如监管）误差限值一起使用时，可用最简单的表现得分。这在 ISO 13528：2015[17] 中称为 D 统计量（"差异"），可以根据允许误差的表达式，表示为数字差异或百分比（$D\%$）。如果 D（或 $D\%$）小于 SD，则结果评估为可接受，如果 D 超过 SD，则结果评估为不可接受。

能力验证结果 x_i 的 Z 值可以计算为：

$$Z_i = \frac{x_i - x_{pt}}{\sigma_{pt}}$$

其中

Z_i——实验室结果 x_i 的 Z 值；

x_i——能力验证结果 i；

x_{pt}——指定值（目标值）；

σ_{pt}——能力评定的标准差。

Z 值的解释通常如下：

-2≤Z≤2   "结果可接受"

-3<Z<-2 或 2<Z<3   "警戒信号"

$Z\leqslant-3$ 或 $Z\geqslant3$ "结果不可接受"

多种方法可以确定 x_{pt}：

- 由参比实验室、有证标准物质或通过公式计算的结果确定；
- 由专家实验室的公议值确定；
- 由能力验证轮次参加者的公议值确定（对平均值的稳健估计）。

多种方法可以确定 σ_{pt}：

- 事先由法规或专家判断；
- 根据前几轮能力验证计划；
- 由专家意见确定的公议值；
- 由以往能力验证轮次计划参加者的公议值（如 nIQR）。

计算 Z 值的方法多种多样，因此，能力验证提供者需要清楚地讲述他们正在使用的方法。同样，实验室需要清楚地了解其 Z 值是如何计算的，因为对于不同的计算方法，解释可能大不相同。如需了解更多信息和指南，请参见 ISO 13528：2015[17]。

9.5.3 测量不确定度

测量不确定度是实验室检验组讨论的主要内容。它被定义为在典型的检验条件下，对于特定样本中分析物进行给定的定量测量，可以合理预期出现的一组结果。也就是说，如果一个实验室使用相同的设备和相同的化验员对同一样本进行多次检验（假设有足够的量和稳定性），对结果范围有什么合理的预期？正确估计不确定度可能很复杂，但也可以将其估计为常规 QC 检验结果的统计一致性，甚至可以通过公布的测量方法的再现性来估计。一般来说，医疗或生物领域的能力验证提供者不要求对能力验证结果的不确定度进行估计。ISO 13528：2015[17]对此进行了深入的讨论。

10　能力验证轮次报告

应向所有参加者提供能力验证报告，以便每个参加者能够将其实验室的结果与进行类似分析的同行实验室进行比较。能力验证报告主要有两种类型。第一种是截止日期后立即发送的一般性初步报告，以便尽早调查可能出现的错误。这个初步报告包含预期值，但没有单独的报告声明。第二种是随后向每个参加者发送更全面的个性化报告。后一份报告的内容可能因计划类型而异，但应包括：

- EQA 组织方的联系方式，包括授权人员和参加者的详细信息；
- 报告类型（暂时版或最终版），包括日期；
- 标明该报告是保密的；
- 计划类型、分析物、数据分析方法和指定值，包括如何得到这些值以及能力验证统计的解释；
- 单个实验室结果和建议，这可以采用汇总统计的形式，包括散布度量、图表和其他形式的表现。

必要时，可参照该报告的早期版本并发送修订报告的理由，向参加者发送修订报告。为了强调 EQA 的目标是提出改进，最终的综合报告应包括相关监督和管理团队或当局采取的改进措施的可能原因和建议。EQA 组织方应制定策略，指示如何与 EQA 参加者合作使用能力验证报告。

对 EQA 报告的响应

实验室或检验中心负责人有责任与实验室或检验中心的每个人共享 EQA 报告。参与 EQA 计划是一个改进的机会，包括通过撰写文章进行继续反思教育。当检验场所收到组织中心指明存在不合格或不满意的地方时，应采取以下纠正措施：

- 检查提交给组织中心的报告，查找在输入结果时产生的笔误。
- 检查报告，确定样本是否可能移动。为此，实验室必须保留 EQA 样本，直到收到报告，以便进行内部样本标签的检查。如果样本移动，实验室应核实患者的样本是否受到影响，以及贴标和验证程序是否充分。
- 如果没有发现笔误或样本移动，就检查在进行能力验证测量规定时间内，内部（过程）质量控制的记录。
- 检查检验人员的能力及其对标准操作程序的遵守情况。如果这是造成问题的可能原因，则应进行额外的培训和能力评估。
- 对方法和仪器进行彻底的检查，区分人为故障和技术故障，以便采取改进措施。这可能需要咨询设备制造商。
- 如果结果存在明显的互换性问题，则可以改变方法，更换试剂或仪器；如果不一致的表现具有临床意义，实验室可以在问题明显时对患者的结果进行审议，以排除误诊的可能性。

注：利用现代通信技术，EQA 组织中心可以组织一轮"在线"能力验证。参加者可以通过互联网或电子邮件与中心沟通，即时比较测量结果。鉴于对结果的即时评估，参加者可以立即控制其工作流程，并在需要时采取行动。

这需要在这轮能力验证之前确定目标值，但是存在参加者之间串通的风险。

长期监测表现：EQA 计划应包括一个长期监测表现的程序。该程序应允许参加者看到其表现的变化，是否存在一般趋势或不一致，以及其表现是否随机变化。图示法可以帮助更多的读者懂得解释。对于某些 EQA 计划，纵向分析可能会花费大量时间，这取决于可用的计算能力。因此，鼓励实验室保存自己的纵向档案。

11 用作教育工具的 EQA

EQA 计划产生了大量的数据，供组织方用来协助教育参加者。EQA 数据可以提高实验室和其他检验场所生成的结果的质量[7—9]。此外，这些数据可用于说服利益相关者需要引入或改进质量保证，包括内部 IQC。

应对效果不佳的方法进行调查，如有必要，用更合适的方法代替，从而全面提高结果质量。

对于参加者来说，有针对性的研讨会对于改进参加实验室的检验能力大有用处。可以考虑的主题包括质量评价的重要性、质量评价方法、QC 的定义和基本统计、解释内部 QC 和 EQA 结果，以及解决问题。其他主题包括在检验前和检验后影响实验结果质量的因素。

EQA 计划组织方、专业机构、大学和技术学校或卫生教育部门可对实验室人员和其他检验提供者进行质量管理方面的继续教育。尽管可能更昂贵，但它们是教育实验室人员和其他检验提供者如何改善其能力的最有效手段。

实验室人员和其他检验提供者应考虑能力验证评估中提出的建议。这些信息可以通过以下方式提供：能力验证报告尽可能提供信息，并定期制作简报，评论能力验证中遇到的问题以及检验结果的技术特征和解释。这些报告应由 EQA 组织方与专家合作编写，并在会议上广泛传播。在与 EQA 计划参加者的代表会和研讨会期间，可以回顾实验室实践的最新技术和实验室技术的新发展，并可以就设备和试剂性能的观察结果进行交流。建议由 EQA 组织方在专家支持下承担这项任务。政府应能够为教育计划提供资金 / 资源，并确保提供适当的国内或国外教育工作者。非政府组织也可协助或帮助培训保健人员。更困难的问题可由特定实验室或检验场所的专家组进行讨论。

为了提高当地能力，应向 EQA 组织中心的工作人员提供以下领域的专业教育和培训：

- 实验室安全性、临床相关性、样本适当性、客户满意度、改进方法；
- 数据评估概述，包括测量理论和统计程序；
- EQA 样品的生产，如果这些材料是在当地制备的；
- 能力验证结果的评价性分析，以及要采取的改进措施；
- 最合适、参考和常规方法的概念和运用；
- 关于生物材料运输的国家法规和国际法规；
- 一般实验室管理。

鉴于教育对 EQA 的开展十分重要，必须在计划预算中列入培训 EQA 协调中心人员和参加者的费用以及新发展的费用。培训费用主要用于编写报告、举办研讨会和访问实验室。在发展中国家，应特别注意外围工作人员的教育和培训，否则，这些人员很难得到支助。在这些国家，培训费用基本都应由政府提供。实验室设备和试剂的提供者也可以在自愿的基础上支持培训课程，而不使用这些课程来宣传其产品。私人实验室通常通过向 EQA 计划支付费用的方式来参加项目。

EQA 结果在认证中的作用：EQA 计划的结果对需要评估法规或指令所涵盖的实验室的监管机构是有用的。参与 EQA（如有）

是认证的必要条件（ISO 15189：2013）[12]。

将 EQA 结果用于市场上的监测：如果要求实验室明确指出其使用的试剂盒、技术或设备的类型，则 EQA 计划的结果也有助于卫生管理部门和监管机构监测实验室的使用情况。如果有足够数量的参加者使用一种试剂盒、技术或设备，那么在统计上能力不佳可能由于这种试剂盒、技术或设备。卫生管理部门和监管机构可以利用这个结果来改变方法，比如，对试剂盒进行严格的批次检验。

12 监测和评估计划

要使 EQA 计划取得进展，重要的是要保持质量改进，并根据评价指标监测其表现。每年应至少进行一次评估，并编写年度报告。以下列出了可用于评估一个计划成功与否的过程和成果指标。然而，应该认识到，参加者在成果指标方面的表现改进可能受到和 EQA 计划没有直接关系的因素的影响，例如改进的试剂或技术的引进。

过程指标的示例包括：

- 达到商定的咨询委员会会议出席频率；
- 完成已发布的分发时间表；
- 有足够的实验室和检验场所参与，可进行有效的统计分析；
- 每次练习返馈结果的实验室和检验场所的比例；
- 每轮能力验证表现很好的实验室和检验场所数量；
- 与该计划实施相关的问题记录数量；
- 收到的关于计划实施的投诉数量；
- 能力验证材料不符合稳定性或无菌检验标准的次数；
- 收到标明样本质量不合格的返回数量；
- 向参加者发布报告的返回时间；
- 参加者的反馈；
- 召开教育会议；
- 该计划编制的出版物。

参考文献

1. Joint Committee for Guides in Metrology. International vocabulary of metrology–Basic and general concepts and associated terms (VIM)[M]. 3rd edition (2008 version with minor corrections). JCGM, 2012.

2. ISO Guide 3534. Vocabulary and symbols: Parts 1–3[S]. Geneva: International Organization for Standardization, 1993.

3. International Union of Pure and Applied Chemistry (IUPAC). Compendium of analytical nomenclature–Definitive rules (1977)[M]. Oxford: Pergamon Press, 1978.

4. ISO 9001: 2015. Quality management systems–Requirements[S]. Geneva: International Organization for Standardization, 2015.

5. Sakandé J, Nikièma A, Kabré E, Sawadogo C, Nacoulma W, Sanou M, et al. Implementation of a national external quality assessment program for medical laboratories in Burkina Faso: challenges, lessons learned, and perspectives[J]. Am J Clin Pathol, 2014, 141(2): 181–187.

6. Bhat V, Chavan P, Naresh C, Poladia P. The External Quality Assessment Scheme (EQAS): Experiences of a medium sized accredited laboratory[J]. Clin Chim Acta, 2015, 446: 61–3.

7. Sciacovelli L, Secchiero S, Zardo L, Plebani M. The role of the External Quality Assessment[J]. Biochemia Medica, 2010, 20(2): 160–4.

8. Kettelhut MM, Chiodini PL, Edwards H, Moody A. External quality assessment programmes raise standards: evidence from the UKNEQAS parasitology subschemes[J]. J Clin Pathol, 2003, 56(12): 927–32.

9. Reilly JT, Barnett D. UKNEQAS for leucocyte immunophenotyping: the first 10 years[J]. J Clin Pathol, 2001, 54:7: 508–11.

10. James D, Ames D, Lopez B, Still R, Simpson W, Twomey P. External quality assessment: best practice[J]. J Clin Pathol, 2014, 67(8): 651–5.

11. Stevens W, Gous N, Ford N, Scott LE. Feasibility of HIV point-of-care tests for resource-limited settings: challenges and solutions[J]. BMC Med, 2014, 12: 173.

12. ISO/IEC 17043:2010. Conformity assessment-General requirements for proficiency testing[S]. Geneva: International Organization for Standardization, 2010.

13. ISO 15189:2013. Medical laboratories-Requirements for quality and competence[S]. International Organization for Standardization, 2012.

14. Parekh BS, Anyanwu J, Patel H, Downer M, Kalou M, Gichimu C, et al. Dried tube specimens: a simple and cost-effective method for preparation of HIV proficiency testing panels and quality control materials for use in resource-limited settings[J]. J Virol Methods, 2010, 163(2): 295–300.

15. Ramos A, et al. Generation of dried tube specimen for HIV-1 viral load proficiency test panels: a cost-effective alternative for external

quality assessment programs[J]. J Virol Methods, 2013, 188(1–2): 1–5.

16. Benzaken AS, Bazzo ML, Galban E, Pereira Pinto IC, Nogueira CL, Golfetto L, et al. External quality assurance with dried tube specimens (DTS) for point-of-care syphilis and HIV tests: experience in an indigenous populations screening programme in the Brazilian Amazon[J]. Sex Transm Infect, 2014 Feb, 90(1): 14–18.

17. ISO 13528:2015. Statistical methods for use in proficiency testing by interlaboratory comparison[S]. Geneva: International Organization for Standardization, 2015.

18. World Health Organization. Guidance on regulations for the Transport of Infectious Substances 2015–2016[M]. Geneva: World Health Organization, 2015. http://www.who.int/ihr/publications/who_hse_ihr_2015.2/en/, accessed 30 March 2016.

19. The International Air Transport Association (IATA). Dangerous Goods Regulations[M]. 56th edition. 2015.

20. Johnstone, A, R. Thorpe (ed.). 1987. Immunochemistry in practice, 2nd ed[M]. Oxford: Blackwell Scientific Publications, 1987: 34

21. Banfi G, Salvagno GL, Lippi G. Review. The role of ethylenediamine tetraacetic acid (EDTA) as in vitro anticoagulant for diagnostic purposes[J]. Clin Chem Lab Med, 2007, 45(5): 565–76.

22. Reardon DM, Mack D, Warren B, Hutchinson D. A whole blood control for blood count analysers, and source material for an external quality assessment scheme[J]. Med Lab Sci, 1991, 48: 19–26.

23. Garcia A, Subbarao S, Zhang G, Parsons L, Nkengasong J, Ou CY, et al. Impact of proficiency testing program for laboratories conducting early diagnosis of HIV-1 infection in infants in low- to middle-income countries[J]. J Clin Microbiol, 2014, 52(3): 773–80.

24. Nguyen S, Ramos A, Chang J, Li B, Shanmugam V, Boeras D, et al. Monitoring the quality of HIV-1 viral load testing through a proficiency testing program using dried tube specimens in resource-limited settings[J]. J Clin Microbiol, 2015, 53(4): 1129–36.

25. Senechal B, James VL. Ten years of external quality assessment of human immunodeficiency virus type 1 RNA quantification[J]. J Clin Microbiol, 2012, 50(11): 3614–9.

26. Barnett D et al. Evaluation of a novel stable whole blood quality control material for lymphocyte subset analysis: results from the UK NEQAS immune monitoring scheme[J]. Cytometry, 1996, 26(3): 216–22.

27. van Krieken JH, Normanno N, Blackhall F, Boone E, Botti G, Carneiro F, et al. Guideline on the requirements of external quality assessment programs in molecular pathology[J]. Virchows Arch, 2013, 462(1): 27–37.

28. Bancroft JD, Gamble M, editors. Theory and Practice of Histological Techniques-Sixth Edition[M]. Churchill Livingstone, Elsevier, 2008.

联系信息：

　　获取药品和卫生产品的更多信息可查阅世界卫生组织网站 https://www.who.int/our-work/access-to-medicines-and-health-products。